Impressum:

© 2014 R.-A. Wolfgang Krause
Umschlag, Illustration: R.-A. Wolfgang Krause
Lektorat, Korrektorat: R.-A. Wolfgang Krause
Bilder und Grafiken: R.-A. Wolfgang Krause
Übersetzung: N.N.

Herstellung und Verlag: BoD – Books on Demand, Norderstedt

ISBN : 9 783 758 324 079

Printed in Germany

Anfragen auf Vorlesungen und Interviews bitte ausschließlich nur über den Verlag zustellen.

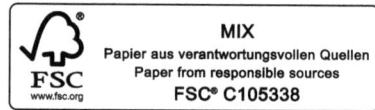

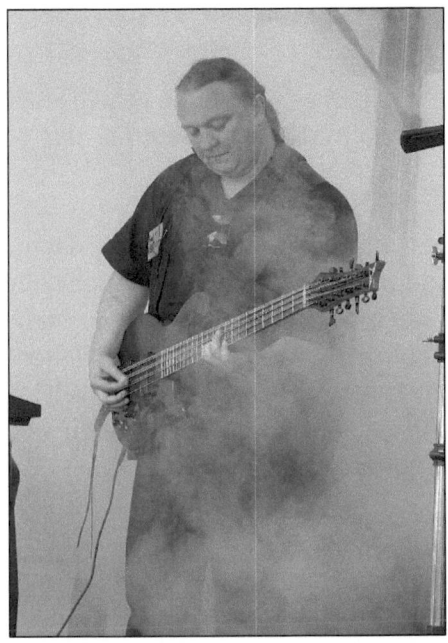

R.-A. Wolfgang Krause, geboren am: 20. Dezember 1964 in Spandau bei Berlin

1974 durch die Beatles zur Musik gekommen. In den 80ern einige kleine Erfolge mit der Jigsaw-Puzzle-Band aus Soltau und später mit Splinter aus Berlin. Seit den 90ern als Musiklehrer für Gitarre, Bass, Piano, Schlagzeug und Musiktheorie tätig. C-Schein-Qualifikationen und mehrere Gasthörerschaften auf verschiedenen Hochschulen in Berlin und Norddeutschland. Dipl. Pädagoge, Lehrbuchautor &, Buchautor von verschiedenen musik- und sozialwissenschaftlichen Werken.

In der Hauptsache aber Lehrer, Seelsorger, Zuhörer und Kämpfer !

Vorwort

Dieses Buch ist eine Folge aus dem Buch was ich davor geschrieben habe, bei dem Jessy die Zeichnungen gemacht hat, weil sie das so wollte und weil sie es gut fand.

„Zitate aus der Praxis" hat mir einen Kick gegeben und ich dachte mir, ich muss noch mehr erzählen und noch mehr und noch mehr und mehr und viel mehr, aber es muss auch mal ein Ende haben. Nein, muss es nicht ! Egal, was ist, raus damit ! „Aus einem Innenleben" ist das, was nicht mehr zu kompensieren war und in die Welt zu schreien ist. Zum Glück betrifft mich vieles nicht persönlich und doch nimmt es mich genauso mit, wenn andere Menschen leiden.

Es gibt soviel kaputtes, was kein Mensch einfach nur abspalten, oder sonst wie vergessen kann und sollte. Es muss raus und im Nirvana verhallen, damit die Seele wieder Ihren Frieden findet und wir alle in Frieden leben können.

In diesem Buch habe ich weitere „Zitate aus der Praxis" zusammengefasst und niedergeschrieben - diese sind gekennzeichnet - Auch kleine Kurzgeschichten, die das erlebte von Menschen widerspiegeln, die mindestens partiell und von wem auch immer, nicht gewollt waren und das auch entsprechend erfahren haben.

Es geht hier nicht darum was richtig oder falsch ist, sondern was aktuell vorhanden ist.

Realnamen und Orte spielen hier keine Rolle und werden unter keinen Umständen, auch nachträglich, nicht genannt werden. Opferschutz hat immer Vorrang !

1. Mockelchen, mein Bockelchen

Wenn ich dich sehe, dann sehe ich grau. Ein Kind im Krieg. Ein verzerrtes Gesicht, verweinte Augen, eine Rotznase, Ruß an den Wangen, die Kleider zerrissen und ein ständiger Schrei aus den Tiefen Deines geschundenen Mundes, der durch Deine schwarz-weiße, karge Welt tönt. Was war geschehen ? Wo sind Deine Spielsachen, wo ist Dein zu Hause und wer sind Deine Eltern, kleines, warmes, weiches Mädchen ?

Du hast Hunger, oder ? Hunger nach allem, in dem Du auch nur annähernd eine emotionale Wärme sehen willst. Es tut weh, wenn man sich die Finger verbrennt, aber die Angst treibt Dich. Treibt sie Dich in die Richtung, die Du wirklich willst ?

Du heuchelst tiefe Schönheit und wetzt die Klinge der Rache, für den Vater, der nicht stark genug war, um Dich vor der bösen Mutter zu beschützen. Du heuchelst Reinheit und gehst zum Gott, um zu verdecken. Du liebst die Mutter, die Dich gequält und ausgegrenzt hat, damit Du den Schmerz nicht mehr ertragen musst. Scheinwelt ! Du kannst gar nicht davon ablassen, Deine Last auf andere zu werfen, Du projizierst. Du projizierst alles. Du willst Frieden und findest ihn nicht, nur weißt Du es nicht.

Dein Kind sucht die Ferne, so wie auch Du die Ferne gesucht hast. Weißt Du nicht, das ein Kind unschuldig ist ? Mockelchen, mein Bockelchen, war es das was Du wolltest ? Ein Kind, was Dich ernährt ? Ein Mann, den man gebraucht, so wie Du alle Männer gebraucht hast ?

Nun bist Du still und der einst strahlende Glanz Deiner Haut multipliziert die Frequenz Deiner unverarbeiteten Probleme. Rau wird die Haut wenn sie im Licht der Sonne verbrennt. Der Sonne, der man zu nahe gekommen ist.

5

Deine Werte lassen Dich einsam werden, weil sie flüchtig sind. Der Gott ist nur ein Alibi für Dich und Menschen waren schon immer Deine Schachfiguren.

Du bist Tot, mein Mockelchen und das weißt Du.
Mockelchen, ach Bockelchen. Wer weint um Dich ?

Eine Widmung für einen gefallenen Engel

2. Musik - und die Ambivalenz der Musiker

„Es gibt kaum eine größere Ambivalenz unter den Menschen, wie zwischen Musikern und Ihren Produkten. Wenn man den Konsumenten klar machen könnte, was für gestörte Menschen da über emotionales Heil singen, würde niemand mehr Musik konsumieren, …"

Zitat aus der Praxis

3. Musiker, eine satanistische Brut ?

„… wenn Musiker Hotelzimmer verwüsten und reihenweise Groupies verbraucht haben, ist das partiell harmlos zu dem, wie sie miteinander umgehen und es ist in der Tat Ihre Ich-Botschaft aus den Tiefen Ihrer schizoiden Seele, …"

Zitat aus der Praxis

4. Musik, eine Schere zwischen Hass und Liebe

„ ... Musik kann eine wunderbares Mittel sein, um Emotionen zu erzeugen, oder diese zu erklären. Schaut man allerdings in die Biografien von denen, die Musik machen, wird man oft nur noch wegrennen wollen, ..."

Zitat aus der Praxis

5. Musikerkollegen und andere „arme Seelen"

„... wenn ich die ganze poetische Scheiße über Musik lese, muss ich einfach nur noch grinsend den Kopf schütteln. Schaut mal hinter den Kulissen, was für gehirnamputierte Narzissten da agieren, ..."

Zitat aus der Praxis

6. In Euren Köpfen

Was ist nur los in Euren Köpfen, seit Ihr der Feigheit kecke Beute ? Verrat, Verrat, so brodelt es aus Euren Mäulern. Die Angst in den Augen über den Schmerz des Versagens, der, des nicht gehört werdens. Ihr Fahrradfahrer hangelt nach oben und tretet nach unten, kennt nur Eure Selbstherrlichkeit und verschmäht das wahrlich Gute. Ihr sagt, Ihr wollt Demokratie und Frieden. In Wirklichkeit spielt Ihr Schach und schießt auf alle und jeden, die außerhalb Eurer „ach so kleinen" Welt stehen. Nur Ruhm und Mamon sind in Euren Hirnen und Eure Seelen sind von Machtwillen zerfressen. Könnt Ihr nicht mehr mit dem Herzen sehen ? Muttersöhnchen, so klein und ängstlich, gepresst hinter der Maske, so wollt Ihr Euch nicht zeigen. Schwach und Klein, mit schweren Geschütz den Freund ermorden, der Euch die Augen geöffnet hat. Er wollte Euch sehen lassen. Hat es Euch denn wirklich so verletzt ? Weggeschlichen hat sich Hinz und Pflückebeutel, als der Kamerad noch brannte. Wäre er nicht sowieso für Euch gestorben ? Ward Ihr nicht auch die, die über Zimmermann's Mr. Jones gespottet haben ? Bedenkt; die Kröte, die aus dem Sumpf herausquakt, kann der Kralle des herabstürzenden Adlers nichts entgegenbringen. Nun, wer seit Ihr dann ? Die Schatten des Vergessens, die stummen Schreie aus des Thoren Schlund ? Die Melodie, der Rhythmus, die Muse die Euch trägt, sind stumm wie Eure Seelen, wenn man das Gute in Ihnen sucht.

Ich stehe hier, ich bin weit weg von Eurer kleinen Welt. Danke, für das Licht, welches Ihr hinterlasst. Es brennt so hell, so wunderschön hell, sodass ich Euch kaum noch sehen kann. Dort, am Ende des Tunnels, wo der Beelzebub schon lachend auf Euch wartet, ahne ich noch den hohlen Schein Eures armseeligen Geistes. Eine fade Wolke des Gases ist in kleinen Tropfen zu erahnen und wird von dem Licht der Wahrheit verdampfen. Ihr jedoch, bleibt hohl und fade.

Eine Widmung für die, die sich quälen.

7. Moralpolizist

„Ein mal der Urian, immer der Urian, schrie das dumme Volk, aber wer saß nun wirklich oben auf ?"

Zitat aus der Praxis

8. Ministerium für innere Moralische Sicherheit der BeerDiGung.

„Ausgrenzung dem, der das System anzweifelt, verbessert und nicht mitmacht. So tönt es sirenenartig aus dem Hals der Clowns während sich der Kopf dreht und die Nase blinkt.

Es sind die Ja-Sager und die Pharisäer."

Zitat aus der Praxis

9. Es grüßt Euch der Zimmermann

„Passt auf Leute, das ist was, was Ihr getan habt. Gott weiß wann, aber Ihr werdet es wieder tun"

Zitat: Robert Zimmermann, über einen Mann der im Keller die Medizin mixt

10. Gottes Strafe

„„wen Gott betrafen will, dem schenkt er 40 Jahre Wohlstand", sagte einmal ein weiser Mann. Wenn dem so ist, dann bin ich mal gespannt, was hier noch so passieren wird, wenn es mal richtig losgeht."

Zitat aus der Praxis

11. Floskeln des Dankes

„sind Floskeln wie „das machst *Du* ja alles freiwillig" und „das hättest Du ja nicht machen brauchen", eine neue Form von „Danke schön, Du Idiot, aber LMAA", oder was soll dieser emotional kastrierte Blödsinn ?"

Zitat aus der Praxis

12. Tourette

„Ich würde heute gerne mal in die Altstadt gehen und Tourette.Syndrom spielen. Und was macht Ihr heute so ?"

Zitat aus der Praxis

13. Sachlich

„ … und wenn die Leute um Dich rum auf einmal alle so sachlich werden und Du stellst fest, dass es daran liegt, dass Du doch nicht so in Ihre Harribowelt passt, …"

Zitat aus der Praxis

14. Fünf kleine Diggerchen

Fünf kleine Diggerchen, die machten eine Band, der eine schaut zu lustig drein, da war'n es nur noch vier.

Vier kleine Diggerchen, die fühlten sich dann stark, der eine konnte selber nicht, da fielen sie in'n Quark.

Drei kleine Diggerchen, die kotzten in den Himmel, die ganze Scheiße kam zurück, da waren sie nun zu zwei'n.

Zwei kleine Diggerchen, die reichten sich die Hand, die ander'n alle weggemobt, nun stehen sie an der Wand.

Ein kleines Diggerchen, das fühlte sich allein, zum Glück gibt es die Mutti noch und die kriegt eine rein, …

Und die Moral von der Geschicht', die kommt nicht unverhofft. Bist ein scheiß Narzisstenkind, holt Dich das Leben ein … bist Du ein scheiß Narzisstenkind, holt dich das Leben ein, … bist Du ein scheiß Narzisstenkind, holt dich das Leben ein, … bist Du ein scheiß Narzisstenkind, holt dich das Leben ein, … bist Du ein scheiß Narzisstenkind, holt dich das Leben ein, … bist Du ein scheiß Narzisstenkind, holt dich das Leben ein, … bist Du ein scheiß Narzisstenkind,   …

Eine Hommage über: „Meine Fresse, ist das lächerlich sich über so einen Blödsinn noch den Kopf zu zerbrechen, … :-(„

15. Ghosten

„… und wenn man meint, man müsse einfach freundliche Leute weg beißen, oder ghosten, ist das nicht nur ein Zeichen von mäßiger emotionaler Intelligenz, sondern trägt auch nicht unbedingt zur Karriere mit bei."

Zitat aus der Praxis

16. Wozu Schule ?

„ich bin seit der 8ten Klasse nicht mehr in die Schule gegangen, Ich habe trotzdem eine Handwerksausbildung abgeschlossen, ich habe dazu noch 2 Studiengänge gemacht und ebenso abgeschlossen, Ich habe alle Führerscheine und eine Amateurfunkausbildung. Ich spreche 3 Sprachen, … also wozu so eine Zeitverschwendung wie Schule ?"

Zitat aus der Praxis

17. ohne Abschluss

„Hunderte Jugendliche werden dieses Jahr auch ohne Abschluss wieder die Schule verlassen. Na und, was wären sie denn, wenn sie ein Schulabschluss hätten ?"

Zitat aus der Praxis

18. Intellekt ?

„Wie sinnlich ist Intellekt? Wie erotisch ist Intelligenz ?"

Zitat aus der Praxis

19. Cybercrime

„Jetzt wo es der Politik persönlich an den Arsch geht, wird Cybercrime auf einmal relevant ? Soll ich lachen, oder soll ich Maulschellen verteilen ?"

Zitat aus der Praxis

20. Es sind die, die ...

„Es sind die, ohne Schuhe, die jeden Weg mit uns gehen.
Es sind die ohne Geld, die uns all das geben, was unbezahlbar ist.
Es sind die, die uns nichts versprechen, die uns niemals enttäuschen.
Es sind die, die nichts besitzen, die uns oft mehr geben können, als die meisten Menschen."

Zitat aus der Praxis

21. Verstehen !

„Nicht alles was man nicht gleich versteht, ist gleich böse gemeint, oder hat einen bösen Kern, .. !

Warum muss man das eigentlich erklären ?"

Zitat aus der Praxis

22. Bücher verbrennen

„Bücher verbrennen, scheint Menschen leichter zu fallen, als Waffen zu vernichten, ..."

Zitat aus der Praxis

23. Spiegelbild

„... und wenn das Pack dann vor dem Spiegelbild seiner eigenen Kleingeistigkeit steht, ..."

Zitat aus der Praxis

24. Quellen !

„Die einen trinken aus der Quelle der Möglichkeit und die anderen pissen hinein.“

Zitat: Kerstin R.

25. Schweigen

„Zu sagen was man denkt, ist schwieriger als die Unwahrheit zu sagen, …“

Zitat aus der Praxis

26. Soeben auf einem T-Shirt gelesen:

„Langsam muss ich netter werden, ich bin ja nicht ewig hübsch, …“

Was für eine wunderbare ironische Maulschelle ?

27. Buchstaben und Menschen

„Wenn Buchstaben wichtiger sind als Menschen, wenn die Lehre, das Dogma sich nicht mehr am Menschen orientiert, denn entsteht Unglück."

Zitat aus der Praxis

28. Freundschaften

„ und es gibt viele tolle Frauen mit denen man Pferde stehlen kann, aber in einer Beziehung hört die Freundschaft auf, …"

Zitat aus der Praxis

29. Arbeit, zu viel, oder zu wenig

„wenn jemand zu viel arbeitet, wird er beklatscht, wenn jemand zu wenig arbeitet, wird er beschimpft. Beides ist nicht gesund. Merkwürdig, wie man damit umgeht."

Zitat aus der Praxis

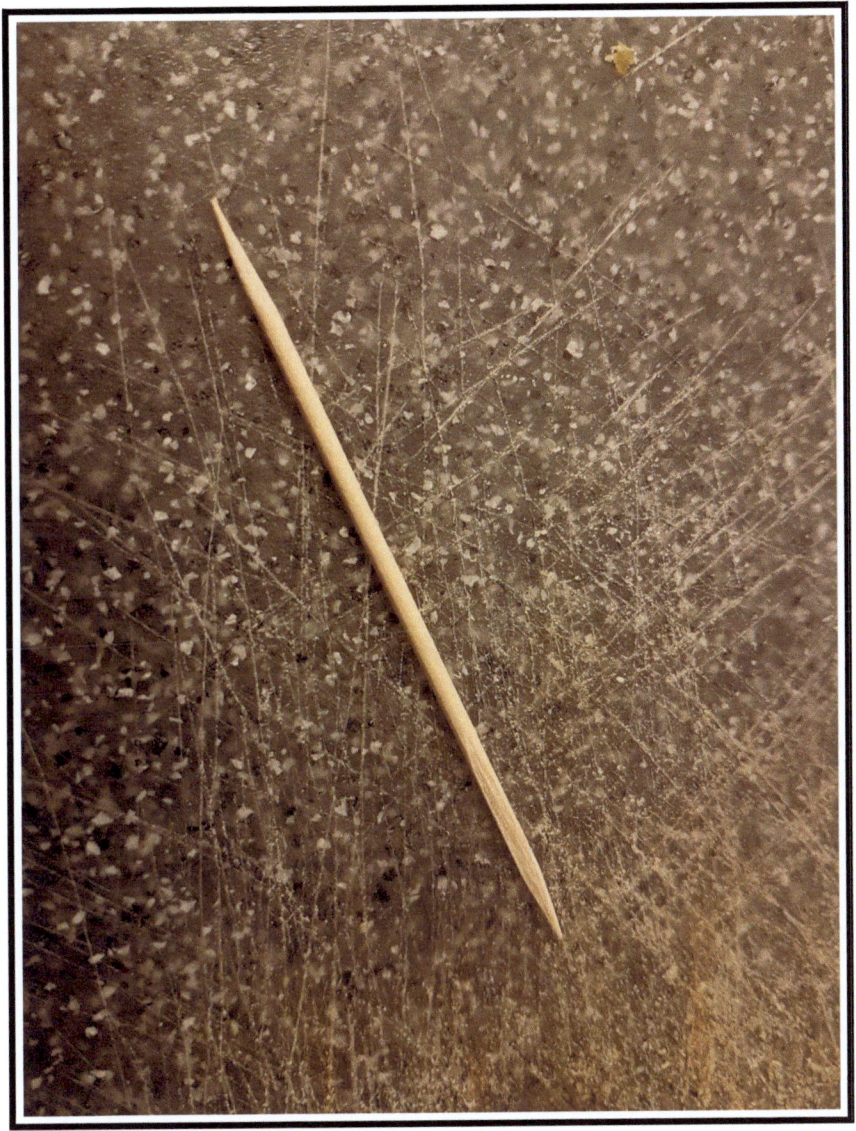

Bild 1: „Reinheit der Spitze"

30. Ohne Musik

„Es gibt Menschen, die können Musik hören, ohne dabei joggen zu gehen, …"

Zitat aus der Praxis

31. Vorsichtig Atmen !

„Achtung: Beim Atmen gelangt Luft ungefiltert in die Lungen !"

Zitat aus der Praxis

32. Regen

„und plötzlich wurde mir klar, es regnet auch trotzdem ich aufgegessen hatte"

Zitat aus der Praxis

33. Für den Rest meines Lebens

„Was ist, wenn es so für den Rest meines Lebens sein wird ? Kampf für Kampf. Kein Raum zum Erholen. Was ist, wenn ich für den Rest meines Lebens so tun muss, dass ich stärker bin, als ich wirklich bin ?"

Zitat aus der Praxis

34. Meine lieben Kollegen

„Mal ehrlich, meine lieben Schriftstellerkollegen, was wären wir ohne die Leute, die uns lesen hier, … ?"

Zitat aus der Praxis

35. Trotz

„Die Krux an meinen Selbstgesprächen ist ja, das ich genau weiß, wann ich die Klappe zu halten habe – aber mir dann aus purem Trotz antworte."

Zitat aus der Praxis

36. Erklärbeeren

Es gibt ja Menschen in Deutschland, die für hochprofessionell gehalten werden, wenn sie wissen, wie was nicht geht, oder wenn sie erklären können, was „wir" nicht brauchen."

Zitat aus der Praxis

37. [...]

Irgendwelche, …

38. Charm und Scham

„Wer Charm hat, aber keine Scham, vor dem sei gewarnt, …"

Zitat aus der Praxis

39. Positives über mich selbst

„Ich bin selbstherrlich und stelle mir die Menschen hin, wie Schachfiguren."

Zitat aus der Praxis

40. Positives über mich selbst

„ich bin offen, ehrlich und wahrheitsliebend, schere mich einen Dreck darum, was andere über mich denken, bin kein Schwiegersohntyp und mache mir nichts aus Geld."

Zitat aus der Praxis

41. Positives über mich selbst

„ich bin sachlich, konsequent und nenne das Kind beim Namen, soll mich der Belzebub dafür kriegen ?"

Zitat aus der Praxis

42. Ghosting

„Ghosting ist u.a. die Form von konfliktscheuen Personen, sich aus Angst vor der eigenen Persönlichkeit distanzieren, ... aber was auch immer es ist, es ist nie eine Tugend."

Zitat aus der Praxis

43. Vorbilder ?

„Also mir ist ja bewusst, das Bildungsdefizit kaum noch Grenzen kennt, aber wer die Geissens als Vorbild hat, der sollte das mal unbedingt mit einem Coach besprechen."

Zitat aus der Praxis

44. Entschuldigung

„Im Leben nich eine Entschuldigung hinbekommen, aber ad-hoc den Menschen erklären wollen wie Emphatie funktioniert. Ich kann gar nicht so viel röcheln, wie ich vor lachen Luft holen möchte, ..."

Zitat aus der Praxis

45. Intelligenz als Vorwurf

„Na Du bist ja schlau, ..."

„Intelligenz als Vorwurf ? Na wenn das keine Ambivalenz ist, ..."

Zitat aus der Praxis

46. Neugierde als Vorwurf

„Sei nicht so neugierig. Du kannst zwar alles essen, aber Du musst nicht alles wissen, ..."

Neugierde als Vorwurf ? Das ist die Grundlage der Intelligenz und Interesse am Leben, Na wenn das nicht mal eine Ambivalenz ist, ..."

Zitat aus der Praxis

47. Zum Mund reden ?

"... und wie komme ich denn dazu, dass ich mein geistiges Niveau verlasse und des lieben Friedens Willens Kuhbauern zum Mund rede, damit der Bockwille befriedigt wird ? Pfeift ihr beim Sprechen, oder was?

Zitat aus der Praxis

48. Eure Steuergelder

"wenn ich eine bessere Kindheit gehabt hätte, hätte es durchaus sein können, dass der Fokus auf "doof auf'm Bau und anschaffen" gestanden hätte. Nun regt Euch nicht darüber auf, dass ich Therapien brauchte und von "euren Steuergeldern" leben musste,..."

Zitat aus der Praxis

23

49. Volkswirtschaflicher Schaden

"... und dem Kind, welches man in der Kindheit ausgegrenzt und demütigt, dem man in seinen übelsten Stunden nicht zur Seite gestanden hat, sollte man als Erwachsenen keine Vorwürfe machen, weil es ein volkswirtschaftlicher Schaden ist, oder, ...?"

Zitat aus der Praxis

50. Skepsis, oder Paranoid

"... und gibt es eigentlich außerhalb Deutschlands noch eine Gesellschaft, in der man negativiert wird, wenn man etwas Gutes will ?

Ich meine, ist das nur Skepsis, oder ist das schon paranoid ?"

Zitat aus der Praxis

51. Erziehung

"Eltern kommen mit jeder Kaltherzigkeit durch, wenn sie sie nur "Erziehung" nennen. Wenn sie sich dann noch darüber beklagen, wie "unmöglich" ihre Kinder sind, ist ihnen mitfühlender Beifall gewiss. Und was eigentlich stattfindet, Kindesmisshandlung, wird nicht beim Namen genannt."

Zitat aus der Praxis

52. Umfeld

"Der Trick ist wohl, nicht um jeden Preis zu seinem Umfeld passen zu wollen, sondern sich ein Umfeld zu erschaffen, das zu einem paßt."

Zitat aus der Praxis

53. Ellbogengesellschaft

"Wer warnt jemand vor einer Person und macht dann Geschäfte mit genau dem Menschen, vor dem er gewarnt hat? Ist das noch geschäftsfähig, oder ist das nur Ellbogengesellschaft? Kann man da noch vertrauen?"

Zitat aus der Praxis

55. Systemfolger

"… und man kann aus Kopfnickern und Ja-Sagern keine bildungsintensiven Pädagogen machen. insbesondere dann nicht, wenn es sich, wie es ja nicht anders zu erwarten ist, nur um Systemfolger handelt, die ihre Karriere lediglich darauf aufbauen, dass sie das machen, was man von ihnen verlangt."

Zitat aus der Praxis

56. Wehrpflicht

"Wer eine Wehrpflicht fordert, von der er selbst betroffen wäre, kann sich gerne einfach freiwillig bei der Bundeswehr melden. Wer eine Wehrpflicht fordert, von der nur andere betroffen wären, kann gerne einfach die Schnauze halten. 😠😠😠"

Zitat aus der Praxis

57. Dein Schachfigurenkabinett

Du, Narziss, weißt Du was Du getan hast ? Du hast getötet ohne selbst zu töten, denn Du hast töten lassen. Deine Lakaien, Deine Co-Narzissten und Echoisten, die Deiner Scheinheiligkeit und Deiner Makulatur nachgelaufen sind, haben Dir den Dreck aus dem Weg geräumt.

Er war da nicht mit bei, bei Deinen Lakaien, weil er es nicht begriffen habe, das Du so bist, wie Du bist. Weil Du ihn nicht mit Deiner Selbstherrlichkeit überzeugen konntest. Das hat Dich zur Weißglut getrieben und Du konntest es nicht überwinden, das er Dir nicht verfallen war, so wie es heute noch ein ganzer Haufen armer menschlicher Vorstadtseelen sind.

Irgendetwas war immer, was ihn an Dir angeekelt hat. „Nach oben hangeln und nach unten treten" und zum Autofahren warst Du, trotzdem Du sonst so endlos Machtgierig bist, einfach nur zu blöd. Selbst das Einzige, was Dich je bewegt hat, hast Du kaputt gemacht. Hattest Du Angst, dass es Macht über Dich bekommen konnte ? In die Hose hast Du Dir gepisst, als Du die Konsequenzen tragen musstet. Wie jämmerlich und hässlich Du bist, wenn Du so klein bist und in Deiner Zelle sitzt.

Nein, Du hast ihn auch nicht vereinnehmen können, weil er die Dinge beim Namen genannt habe und damit gegen Deine Selbstherrlichkeit gestellt hat. Weil er es einfach zynisch genossen hat, wie Du Witzfigur es geschafft hast, trotz Deiner emotionalen Unpässlichkeiten, cool zu wirken. Jedenfalls und das kann man wohl sagen, war es gut geschauspielert. Im Endeffekt warst halt immer mehr blöd wie böse !

Wer war denn da, der an Deine Tür geklopft hat ? Der Säufer, der Sklave, der Kriecher, der Urian ? Ja, der Urian, der immer oben auf gesessen hat, immer da wo Du vorne warst, war er auch vorne, und ? Hat er Dich nicht eigentlich auch gezeugt ?

Du hast ihn am Kragen gepackt, wenn er nicht nach Deinem Sinn war und hast ihn auf Deinem Dorfplatz an den Galgen der Moral gehangen. Du hast ihn wieder abgenommen, damit Du zeigen kannst, was Du für ein toller Kerl bist. Toll, echt toll, ja, so toll bist Du und wenn Du erst wieder im Kreis läufst und die Arme ausbreitest. Wer ist eigentlich noch so dumm und merkt es nicht ?

Es ging Dir nie um die Wahrheit, nur um Deine Macht, um Dein Ansehen, um Deinen Populismus, um Deine Karriere. Du hast ihn immer in dem Glauben gelassen, dass er blöd ist und das er alles falsch macht und dass er der ist, der böse ist, aber das war falsch, weil es nur eine Projektion Deiner defizitären Schamgefühle ist. Du warst der treibende Kern, der alles kaputt gemacht hat, Du und Dein Gefolge, die alle daran geglaubt haben, was ihm von seinem Elternhaus auf den Weg gegeben wurde. Du Giftleger hast es als Waffe benutzt, um jemanden zu haben, an dem Du Dich reiben kannst und an dem Du Deinen hässlichen Populismus üben kannst.

Du hast ihm eine Freundschaft vorgeheuchelt und warst nur darauf aus, das er von Deinem Planeten verschwindet, weil er nicht so in Deine, oder Eure tolle Welt passte. Euer „Klein-Texas-für-Doofe". Eine von einem Faschisten entworfene Gegend. Wen zieht es da hin? Herr L. wird es Euch sagen. Hört ihm gut zu, wenn er erklärt, dass Ornament verbrechen ist.

Du hast ihm eine Freundschaft vorgeheuchelt, und warst nur darauf aus, ihn als Schachfigur zu benutzen. Am Ort eben, wo die Pfosten sind.

Du bist und Du warst nie ein Demokrat. Egal für welche Partei Du Dich stark gemacht hast, eh alles nur Fähnchen-in-den-Windhalterei. Alles nur Makulatur um die Macht an Dich zu ziehen. So, wie Herr Putin uns einen lupenreinen Demokraten vorgeheuchelt hat, führst Du die Menschen an der Nase herum, bis Du die Macht hast und alles nach Deiner Nase läuft und wehe wenn nicht.

Widerlich, einen besoffenen Hornochsen zu sehen, der trampelnd, schnaufend und borniert seinen Bockwillen durchsetzen will, so, als wenn man einem kleinen Jungen die Murmeln geklaut hat.

Weißt Du noch, wie Du ihn über das Netz einen Wixer genannt hast, wegen einer Banane? Nein, nicht wegen einer Banane, sondern weil Du feige bist. Du bist zu feige ihn in die Augen zu sehen, weil sie Dich spiegeln.

Du wirst nichts auslassen, um Deine teuflischen und perfiden Pläne durchzusetzen, ihn zu vernichten. Dreist wenn es schon geschrieben steht, wie Du sein wirst, wirst Du es borniert und wahrnehmungsdefiztitär durchziehen.

Du verträgst es nicht, Dir einzugestehen, was Du wirklich für eine Persönlichkeit bist und alles was Dir das aufzeigt und spiegelt, wirst Du zerbrechen. Du spaltest Deine Negativgefühle ab und projizierst Deinen Rotz auf andere Menschen, weil Du es nicht erträgst, das hinter Deiner Maske nur ein Schwächling sitzt, ganz klein, ganz arm, ganz hohl, … ein kognitiver und emotionaler Zwerg, der höchstens eine Form der Merkfähigkeit trainiert hat, weil er weder emotional noch kognitiv in der Lage ist Menschen zu verstehen.

Das schlimme ist, war und bleibt, das Du nie was von Dir selbst verstehst. Deine Eigenwahrnehmung ist so gestört, das Du Dich als das Gute siehst, aber selbst das ist nur Makulatur.

„Du tötest Dich immerfort, mit Deiner Ich-Botschaft, mein Freund, ohne das Du davon etwas merkst. Ich brauch mich nur zurücklehnen und zusehen, wie Du vergammelst."

59. Populismus in der Politik

"... egal ob Nazis, Kommunisten und, oder Kapitalisten, alles nur derselbe narzisstische und populistische Mist. Selbst bei Demokraten habe ich das Gefühl, das alles nur so lange gespielt wird, bis sie die Macht in der Hand haben,…"

Zitat aus der Praxis

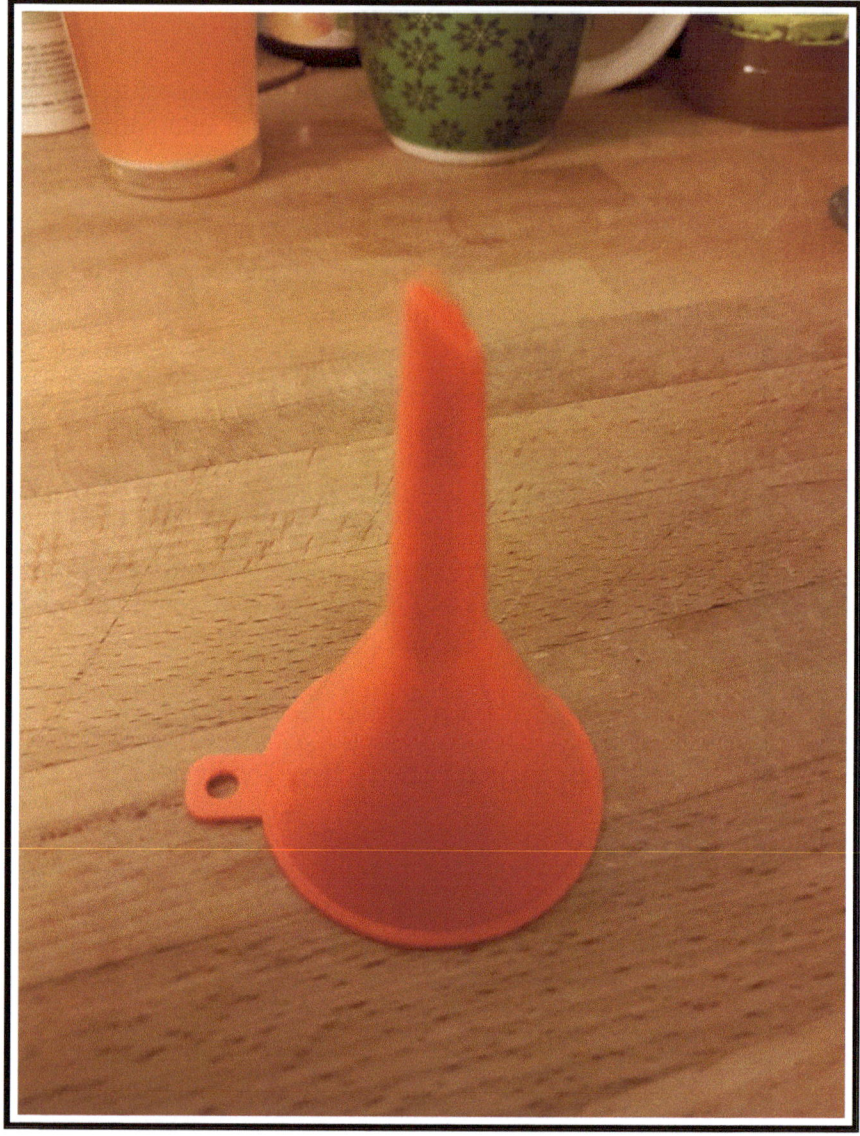

Bild 2: „Party"

60. Der Führungsnarziss

"... und wenn der Führungsnarziss seine Fassade verliert und seine Echoisten und Lakaien den Halt verlieren und anfangen laut zu jaulen, ... passiert leider auch viel zu selten, ..."

Zitat aus der Praxis

61. Ein Stein

"... und ich stelle mir im Geiste vor, dass ich ein Stein bin, der stark verankert ist und sie mir nichts anhaben können. Ich zeige keine Reaktion, kein Augenkontakt, kein Zuspruch. Ich werde nix persönliches von mir preisgeben... Ich bin stark und lasse sie nicht in meinem Leben. Ich gebe ihnen keine Macht über mich - den Narzissten."

Zitat aus der Praxis, „Grey Rock-Theorie"

62. unreflektiert

"Narzissten, Giftleger und Gaslighter sind ein verdammt schlimmes Pack und ein hoher Schaden für unsere Gesellschaft, aber noch schlimmer sind die, die diesen Blödsinn unreflektiert glauben und weitertragen. Auch davon gibt es mehr wie genug, …"

Zitat aus der Praxis

63. Kinderlied

"ich mache mir die Welt, widde widde wie sie mir gefällt,..." Kinderlied, oder Leitspruch von Narzissten?"

Zitat aus der Praxis

64. Nie wieder

"Wenn nach über 30 Jahren eine Freundschaft beendet wird, feige, hinterfotzig, still und leise wegschleichend, über 3te mitgeteilt, von einem Narzissten in die Wege geleitet, dann tut das nicht nur weh, … 😡😡😡

Nie wieder wird für Dich hier die Tür auf gehen !"

Zitat aus der Praxis

65. Dilettanten

"... die Stasi der ehemaligen DDR waren nur Dilettanten, gemessen daran, dass die "Bildung" der Menschen zu autoritären Persönlichkeiten, Narzissten und machtgeilen Einzelkämpfern, einen bislang noch unermesslichen Schaden mit sich bringen wird, ..."

Zitat aus der Praxis

66. Wissen teilen ?

"Du kannst zwar alles fressen, aber Du musst nicht alles wissen, klingt und ist absolut bösartig und Kindern gegenüber ein absolutes No-Go. Aber gilt das auch für Narzissten und andere Berufsdenunzianten ?"

Zitat aus der Praxis

67. Lächeln und belächeln

"Narzissmus, mit der Feigen Fratze einer Als-Ob-Persönlichkeit und mit einem Quäntchen von ängstlich-vermeidendt; Sie lächeln nicht, Sie belächeln, jeden, der ihnen Gutes will."

Zitat aus der Praxis

68. Mit der Wahrheit spielen

"Narzissten spielen mit der Wahrheit: Sie manipulieren, täuschen und lügen."

Zitat aus der Praxis

69. Salonfähig ?

"A: Was nicht sein soll, darf nicht. Was ich nicht kenne, gibt's nicht. Was mir weh tut, hat nicht stattgefunden und wenn Du mir meine Lügen nicht glaubst, erzähle ich dir eben die nächste, …

B: und das soll salonfähig sein?"

A: [lacht]

Zitat aus der Praxis

70. Gift streuen

"Ein Narziss, der aufgrund seiner Störung in der intersubjektiven Beziehung nicht merkt, wie er Gift streut, ist im Zweifel ein hoher volkswirtschaftlicher Schaden. Noch schlimmer sind aber die Echoisten und Co-Narzissten, die ihm blind folgen."

Zitat aus der Praxis

71. Bildung

"Kapitalismus und Ellbogengesellschaft ist krank. Es setzt voraus, dass die ko-kreativität aberzogen wurde und sich eine übermäßige Form von narzisstischen Tendenzen entwickelt hat. Somit ist es lediglich, das Produkt einer missratenen Bildung."

Zitat aus der Praxis

72. Sozialnarzissmus

"Langsam habe ich von diesem "Sozialnarzissmus" in Deutschland die Schnauze voll. Der emotional defizitäre Mist, der hier salonfähig geworden ist, neigt zu Herabwertung, Gewalt und bei besonderen kognitiven Defiziten auch zur Wahl der AfD und FDP !"

Zitat aus der Praxis

73. Missionsarbeiten vs. Gaslighting

"Ich bin immer mehr davon überzeugt, dass gewisse Kirchgänger und sog. "Extremchristen" auch nur narzisstische Züge haben und Ihre Bekehrungen und Missionsarbeiten nichts weiter sind wie Gaslighting !"

Zitat aus der Praxis

74. Verstand

"Narziss: Häää ? Was sagst Du ? Was soll denn das heißen ?

Ich: Das sind Wörter, die aus sog. Buchstaben bestehen und in der richtigen Reihenfolge, einen Satz ergeben, der einen Sinn wiedergibt.

Narziss: Häää, und was soll das heißen ? Was redest Du, das versteht doch kein Schwein, ...

Ich: Was daran liegt, das ich nicht grunze, sondern in klarer deutscher Grammatik und sinnbezogen spreche !

Narziss: [3 Min Grillenzirpen]

Resultat: "Wer keine Ironie versteht, der säuft auch sein eigenes ... "
Ach lassen wir das 😃 😃 😃"

Zitat aus der Praxis

75. Meinungsfreiheit

"Wenn sich Narzissten auf "Meinungsfreiheit" berufen und sie mit Ihrer pedantisch-überdrehten und emotionsfreien Sachlichkeit überhaupt nicht merken, dass sie Menschen verletzten ... Dann möchte man elegant und stilsicher, wie ein Dichter sagte, 12 Sorten Scheiße aus Ihnen heraus prügeln, wenn es dann nicht so menschenfeindlich wäre"

Zitat aus der Praxis

76. Notwendigkeit

"Eine Notwendigkeit ist das, was übrig bleibt, wenn man allen Bockwillen und Wunschdenken weglässt und sich mit dem auseinandersetzt, was das Leben abverlangt. Für die Helikopterkinder und Ihre narzisstischen Eltern !"

Zitat aus der Praxis

77. Autorität

"Wer mit Liebe und als Vorbild nicht weiterkommt, braucht Autorität ???

Das lässt Rückschlüsse zu, ... 😳"

Zitat aus der Praxis

78. Narzisstische Folter

"*Narzisstische Folter*

Sie sprechen dir das Recht ab, verletzt, gekränkt zu sein. Den Missbrauch zu benennen. Damit entziehen sie sich abermals der Verantwortung. Denn sie beschuldigen dich. DU bist verkehrt. DU machst das aus ihnen. SIE sind »sauber«."

Zitat aus der Praxis

70. Missbrauch und Folter

"Gaslighting ... eine Form von Gewalt bzw. Missbrauch, mit der Opfer gezielt desorientiert, manipuliert und zutiefst verunsichert werden und ihr Realitäts- und Selbstbewusstsein allmählich deformiert bzw. zerstört wird."

Zitat aus der Praxis

81. Nazisstischer Feigling

"Unterschreibe nie die Aussage eines narzisstischen Feiglings, er könnte Morgen alles revidieren, ..."

Zitat aus der Praxis

82. Gaslighting

"Diese Form des Missbrauchs ist mir die perfideste. Da sie suggestiv ist. Es sind keine klaren, erwehrbaren Angriffe. Sie funktionieren allein auf Basis des Vertrauens. Womit deutlich ist, wo der größte Schaden entsteht."

Zitat aus der Praxis

83. Phantomeltern

"Ich beobachte immer mehr Co-Narzissten und Echoisten, die krampfhaft versuchen ihren idealisierten Phantomeltern zu gefallen und ihnen zum Mund reden. Was für ein erbärmliches Defizit, wenn man nicht adaptionsfähig ist und unverarbeitete Konflikte auf Dritte projiziert."

Zitat aus der Praxis

84. keine Argumente ?

"Anderen Leuten über den Mund fahren, dann behaupten sie hätten ja keine Argumente gehabt, hätten nicht mal was gesagt und das ganze noch als Recht zu verkaufen. Hurra Narzissmus, dümmer geht's nicht, ... !"

Zitat aus der Praxis

85. Pubertät

"Es gibt tatsächlich Männer, die seit ihrer Pubertät einen narzisstisch-animalischen Balztanz führen, der keinen Vergleich zulässt und in keinem Verhältnis zu einer anständigen Bildung steht. Kinder haben diese Männer aber partiell dann auch nicht. Besser isses !"

Zitat aus der Praxis

86. Kafka oder Heidegger ?

"Anderen Leuten vorwerfen, das sie "kafkadisieren", aber selber auf narzisstischer Reinkultur alles "verheideggern", ... ☹ Was für ein blödsinniger Kommunikationsvogel ?"

Zitat aus der Praxis

87. Co-Ironiker ?

"Also über Co-Narzissten und Echoisten ist ja schon eine Menge geschrieben worden, aber was sind eigentlich diese Co-Ironiker ? Ist das jetzt auch so eine Modeerscheinung und was haben die für eine Aufgabe ?"

Zitat aus der Praxis

88. Gesellschaft

"In einer Gesellschaft, in der man nicht selbstkritisch sein darf, ohne dass sich irgendwelche bescheuerten Narzissten die Hände reiben, möchte ich nicht leben, ..."

Zitat aus der Praxis

89. Dorf, Stadt, Land

"Wie hoch ist die Zahl von Co-Narzissten und Echoisten, die ein Narziss an sich binden kann ? Ein soziales Umfeld, ein Verein, ein Dorf, eine Stadt, oder ein ganzes Land ???

Je höher das Bildungsdefizit, desto weniger wundert mich gar nichts mehr !"

Zitat aus der Praxis

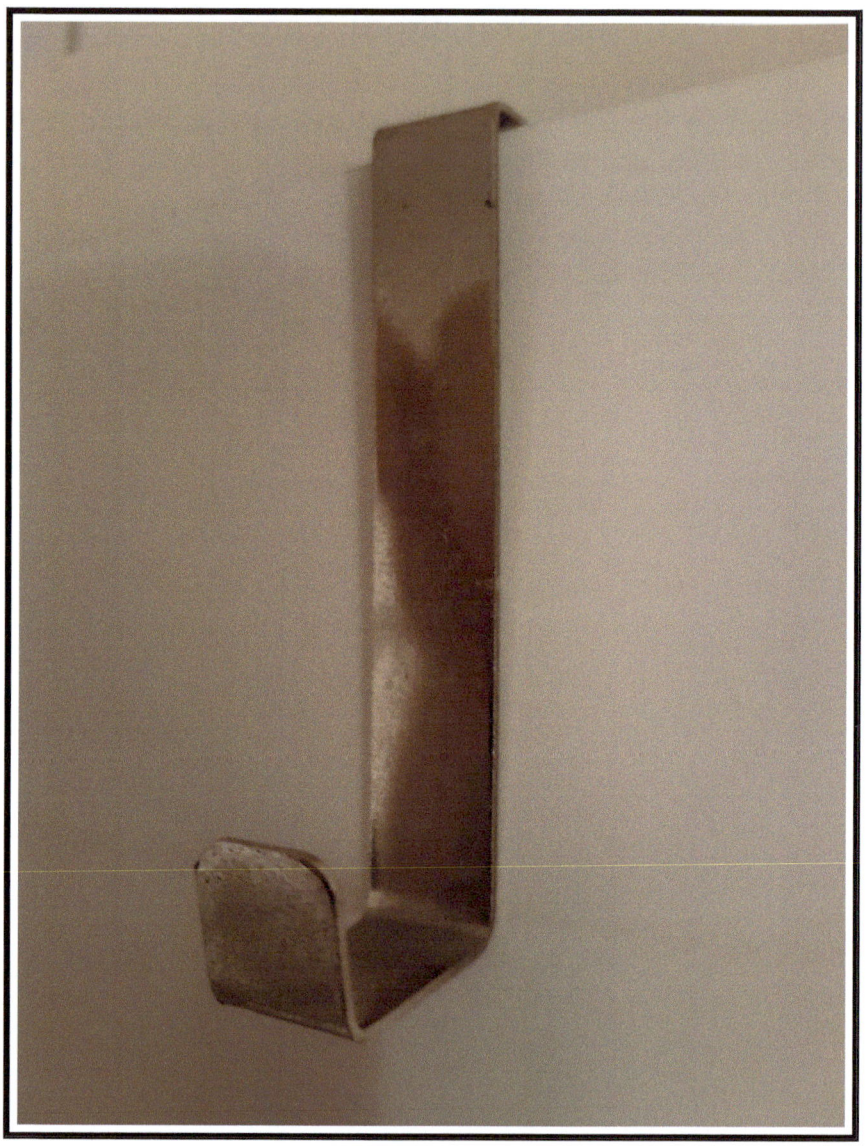

Bild 3: „Zur Zeit Wichtig"

90. Fehler ?

"Es ist doch immer wieder bemerkenswert, wie narzisstische Kraftprotze, manchmal sogar sehr charmant, Frauen bezirzen und überhaupt nicht wahrnehmen, wie sie an die Wand gefahren werden.

Wo liegt der Fehler ?"

Zitat aus der Praxis

91. Egal

"Wir wissen nicht, was dieser freundliche Berufsdenunziant empfiehlt, wir empfehlen bei Narzissmus "Egal".

Und für besonders starke Fälle "Scheißegal".

Zitat aus der Praxis

92. Der Sklave und sein Führungsoffizier

„Ich frage mich immer wieder, wie Menschen koexistieren können, wie „Freundschaften" bestehen und wie man sich zu einer produktiven Beziehung pervertieren kann, wenn man solche Persönlichkeitsstörungen hat, wie Narzissmus, Co-Narzissmus, oder Echoismus. Wie kann Giftlegerei, Gaslighting, Speechless-Terror, Trauma-Bonding dazu führen, dass auf Dauer etwas positives, oder Fundamentelles entsteht ? Ich kann mir höchstens vorstellen, dass rein hypothetisch, eine Als-Ob-Persönlichkeit dazu im Stande wäre, vorübergehend etwas zusammenzuheucheln, was nicht in die Öffentlichkeit geraten sollte, oder ist hier etwa so etwas wie Abspaltung und Verdrängung im Spiel."

Zitat aus der Praxis

93. Geburtstag

„Nein, ich habe keinen Geburtstag und wenn ich einen hätte, würde ich ihn nicht feiern. Wozu ? Ich bin weder selbstherrlich noch Populist."

Zitat aus der Praxis

94. Schmerz

„Es gibt viele Sachen auf der Welt von denen man zwar nichts weiß, aber die es trotzdem gibt. Auch wenn man selbstherrlich ist und es widerlich wehtut, nur leider, muss man damit leben."

Zitat aus der Praxis

95. Selbstmord

„Du tötest Dich selbst, mit Deiner Ich-Botschaft, mein Freund, …"

Zitat aus der Praxis

96. Hässlich kommt vom Hass

„Die, die früher Ihre Freunde verraten, denunziert und geschlagen haben, um bei der hübschesten Dame im Mittelpunkt zu stehen, haben heute die hässlichsten und fettesten Weiber abbekommen, die man sich vorstellen kann. Wie schön, dass das Leben auch mal gerecht sein kann.

Ich jedoch, bin in der Kinoperspektive, bis die Lichter im Saal ausgehen."

[Anmerkung des Analytikers: hässlich kommt von Hassen und fett steht symbolisch auch für übermäßig, überzogen, mehr wie nötig, autoritär, …]

Zitat aus der Praxis

97. Esel

„Schmeiße nicht mit Steinen nach dem Esel, eines Tages wird er zurückkommen und Dich fressen, …"

Zitat aus der Praxis

98. Der Klapper-Storch

„Na Du Klapper-Storch. Bist Du verbittert, dass Du der Sklave einer fetten Frau geworden bist, die Dich an der Nase herumführt ? Hast Du Ihre Brut mit durchgebracht und stehst jetzt mit lehren Händen da, oder hast Du in den Spiegel gesehen und verstanden, was Du für ein armseliges Würstchen bist ? Hast Du bemerkt, dass Du nicht das bist, für was Du Dich gehalten hast, oder hälst Du Dich immer noch für mehr als Du bist ? Häuschen mit Garten ist nicht alles und Produkte die durch Inselintelligenzen entstanden sind haben wohl nicht wirklich Bestand, oder ?

Du verstehst die Gefühle anderer Menschen nicht und bist genauso ein Kopfnicker, wie „Kamerad „Alkohollecker". Du bist ein Fahrradfahrer und Butterträger, weil Du zu nichts anderem in der Lage bist. Du hast die Toten des großen Angriffs verraten, Du hast die Wissenschaft verraten, Du hast die Opfer verraten, Du hast den Kern Ihrer Flucht vereitelt, weil Du sie bespuckt und verlacht hast. Du hast Krankheit und Hass geschürt. Nichts kannst Du, außer auf die Pauke hauen. Dein Hab und Gut sind nichts und es ist wertlos, weil es auf nichts basiert, außer auf einer widerlichen narzisstischen Persönlichkeit.

Du hast kein Gesicht, …

Hommage an einen populistischen Trottel

99. Erkenntnis

„Und es gibt Menschen, denen kann man nichts weiter wünschen, wie die Erkenntnis, …"

Zitat aus dem Leben

100. Les Dich ein, ...

„Les Dich ein, ich bin nicht Dein Tonband (*altertm. für MP3*). Nur was man sich selbst erarbeitet, lernt man, alles andere ist nur Vorkotzen, …"

Zitat aus dem Leben

101. Die Hartz4lüge

„Geb mir mein Hartz zurück, Du brauchst meine Lüge nicht, …"

Zitat der Demokratieheuchler, die es nicht verstanden haben, dass es eine Solidargemeinschaft gibt und welchen Zweck diese hat.

Zitat aus der Praxis

102. Das Wir

„Wir kommen in eine Zeit in der wir wieder lernen müssen an einem Tisch zu sitzen. Miteinander lesen, miteinander essen, miteinander reden, miteinander spielen, miteinander musizieren, ... Wir müssen das „Wir" trainieren und uns wieder der natürlichen Co-Kreativität bewusst werden, die uns genommen wurde."

Zitat aus der Praxis

103. Loslassen

„Ich habe das alles einfach losgelassen, es ist mir egal. Ich kümmere mich nicht um Platten, um Filme, darum, im Fernsehen zu sein oder all das Zeug, weil das in meinen Augen für Leute ist, die nicht wissen, wohin sie gehen. Und wissen Sie, was sie sagen? Wenn Du nicht weißt, wohin Du gehst, führt dich jeder Weg dorthin." -

Zitat: George Harrison

(Anmerk.: Danke George, da hat mir mal wieder einer von den Beatles die Augen geöffnet)

104. commercial shit

„Warum müssen Künstler immer erst den Weg von „commercial shit" gehen, damit sie zeigen können, was sie wirklich drauf haben ? Da bleibt doch viel zu viel auf der Strecke, ..."

Zitat aus der Praxis

105. Die Grafik des Lebens

„Das Leben ist ein Scheißspiel, nur die Grafik ist geil."

Zitat aus der Praxis

106. Fakten

„Wir kennen alle die Fakten; Wir leben eine Weile und sterben eher als gedacht"

Zitat aus der Praxis

107. Vertrauen

„Menschen, denen Du am meisten vertraust, haben die schärfsten Messer"

Zitat aus der Praxis

108. Grenzen setzen

„Grenzen setzen, ist der Ausdruck Deiner Liebe zu Dir selbst. Grenzen achten, ist der Ausdruck Deiner Liebe zu anderen."

Zitat aus der Praxis

109. Zweckfreundlichkeit

„Ich werde so lange freundlich sein, bis den Leute Ihr geheuchelte Dankbarkeit und Ihre Zweckfreundlichkeit giftig aus den Augen brodelt, ..."

Zitat aus der Praxis

110. Ausgrenzung und Ablehnung

"Ihr seit fit darin Leute mit "Body Shame" zu demütigen, aber um jemanden ehrlich zu sagen, dass ihr eine andere Vorstellung von einem Partner habt, seit Ihr zu feige. Was seit ihr?"

Zitat aus der Praxis (von einem schwer gedemütigten Menschen)

113. Objektiv und Subjektiv

„Das Bewusstsein zwischen Objektiv und Subjektiv steht in gleicher Relation wie Intelligenz und Verdummung. Wer mir also erklären will, dass eine Meinung über dem steht was objektiv wahr ist, ist für mich kein Gesprächspartner."

Zitat aus der Praxis

114. Ghosting

„Spüren kann ich eine ganze Menge, aber es ist hochinteressant, dass Menschen Empathie abfordern wollen, die nicht das Vermögen haben, oder die Courage, das zu benennen, was Sie wirklich wollen und daraus resultierend vielleicht noch feige die Klappe halten, bzw. ghosten, …"

Zitat aus der Praxis

115. Den Zynismus eben !

„Wer andere Leute denunziert, oder ausgrenzt, muss damit rechnen, dass er im Zweifel auf Intelligenz trifft, die sich, wiederholt im Zweifel, nicht durch Blöken, Trampeln und auf Tische schlagen wehrt, sondern eine Waffe wählt, die Narzissten in der Regel nicht verstehen können; den Zynismus, …"

Zitat aus der Praxis

116. Dummheit und Strafe

„Dummheit schützt vor Strafe nicht; Was für ein dummer Spruch ? Denn „Dummheit", was man auch immer darunter verstehen mag, ist nicht zu bestrafen, sondern zu behandeln."

Zitat aus der Praxis

117. Ins Wort quatschen

„Hört doch mal auf den Leuten ständig über den Mund zu fahren. Was meint Ihr denn, was Ihr alles denunzieren und in den Dreckziehen könnt, wenn ihr richtig zu hört und mehr aufnehmen könnt."

Zitat aus der Praxis

118. Die Schönheit

„Früher war die Schönheit eines Menschen relevant für alles, was man mit ihm anfangen konnte. Heute, wo man erkennt, das Schönheit vergänglich ist und man vielleicht durch gewissen Einflüsse deformiert wurde, spielt das erstaunlicher Weise keine Rolle mehr. Was ist das denn auf einmal wieder für eine Form der Heuchelei ?"

Zitat aus der Praxis

119. Ihr Verschwörer

Kurzgeschichte

Es gab eine Zeit, da habt Ihr mich gemocht, gebraucht und bewundert. Nun seit ihr distanziert und sitzt unter einem Kokon. Nicht mal ein liebes Wort, ein Wink mit dem Herzen, oder ein Geschenk, kann Euch noch bewegen. Habt Ihr etwa das Gift gesoffen ? Wo seit Ihr hin, was ist passiert ? Habt Ihr Angst, oder meint Ihr ich bin nicht mehr gut genug für Eure überzogenen Ansprüche ? Ihr werdet mir fremd. Ihr interpretiert meinen Spaß und meine guten Gesten zum Bösen und zum Kranken. Was denkt Ihr, was ich bin, ein Kannibale etwa ? Dreist wenn ich einer wäre, ich habe gelernt, das mit seinem Essen nicht spielt. Ihr wart doch meine Nahrung, meine Kraftbringer, meine Wärme. Was sollte ich Euch also böses wollen ? Ich sitze hier und schmachte und Ihr könnt nicht mal den Mund auf machen. Ihr seit alle so gebildet, aber einem Freund mal ins Gesicht zu schauen und zu sagen, was schiefläuft könnt ihr dann wohl doch nicht, oder ? Über jeden Mist wird philosophiert. Es werden Sachen fokussiert und so dargestellt, dass man feige vor weglaufen möchte, aber das einfachste, was zu einem Frieden beitragen würde, den Ihr ja so hochhaltet, ist nicht drinn ?

Au weia, wen habe ich da vor mir ?

Ihr habt die Faust erhoben für ein Recht, das Ihr niemals erreichen könnt, weil es zu hoch ist, weil es zu weit ist, weil es zu groß ist. Ihr seit zu klein und zu schwach für diesen Kampf in dem Ihr als einzig effektive Waffe die Liebe braucht. Wie wollt Ihr Liebe erzeugen, wenn Ihr keine habt ? Mit einer Rhetorik die Euer verbales Diarrhö ummantelt ?

Ihr kämpft für einen klaren Himmel, aber könnt ihn nicht mal zeichnen.

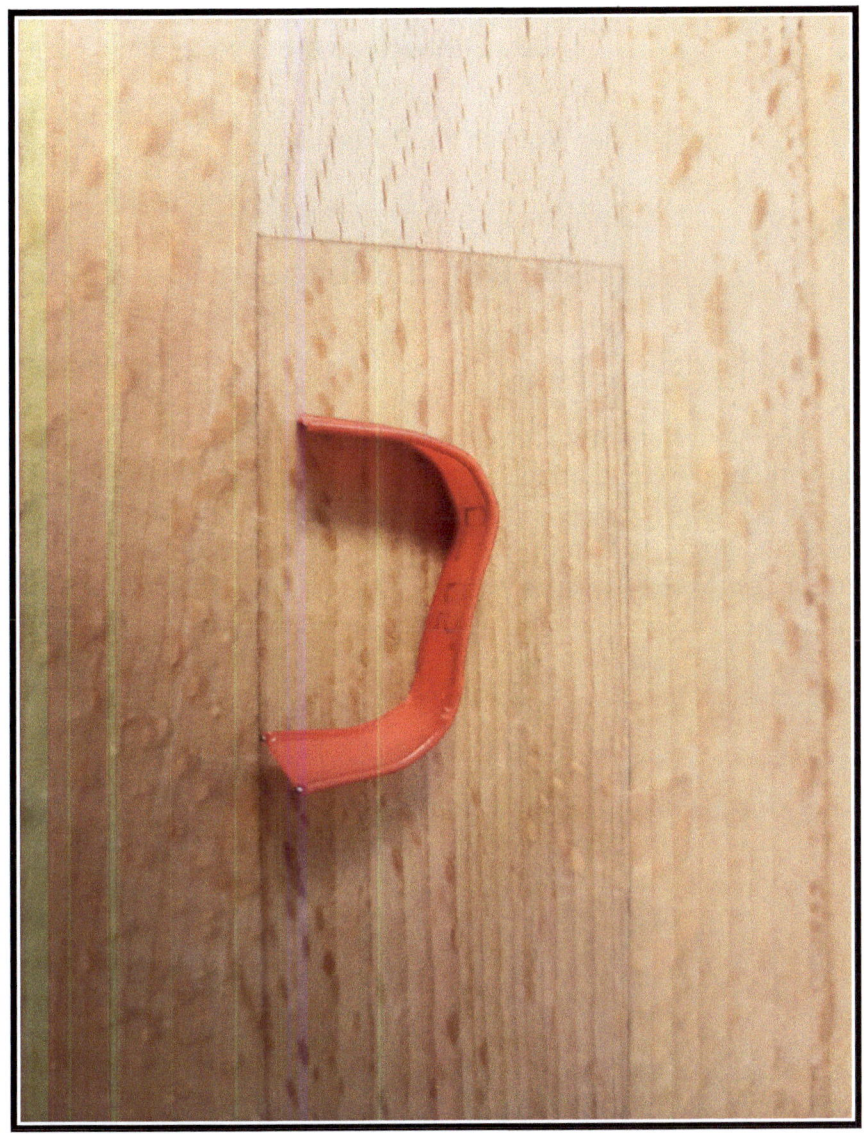

Bild 4: „Idylle"

20. Der Rücken

„Dreh mir niemals den Rücken zu, Du Bruder"

121. Der Judenhass

Kurzgeschichte:

In tiefer Trauer und mit Demut stehe ich vor Dir, mein lieber Freund. Ich will Dir die Hand reichen, aber Du kannst sie nicht greifen.

Du hast Angst vor mir, Du hast Angst vor meinem Land. Du empfindest Wut, Trauer, Ekel und Du bist im Recht, nach all dem was Deinen Brüdern und Schwestern widerfahren ist.

Was kann ich tun, um Dir zu zeigen, dass ich nicht gegen Dich bin ?

Für meinen lieben Freund Steven B.

122. 30%

„Was ist das für ein Musiker der mir erzählen will, dass man die Harmonielehre zu überhaupt nichts gebrauchen kann, weil es das Publikum nicht Interessiert ...

Wie kognitiv kurzsichtig ist das denn bitte ?

Was bitte hast Du nicht verstanden und was bitte geht in Deinem Kopf vor, wenn Du auf solche Behauptungen kommst ? Gehörst Du zu den 30 %ern ? Lehnst Du die Wissenschaft ab, weil Du sie nicht verstehst ? Meine Fresse, wenn das so ist, dann solltest Du vielleicht Dein Instrument gegen Buddelförmchen und Cowboykostüm eintauschen."

Zitat aus der Praxis

123. Du darfst, ...

Du darfst bestehen auf Dich und Deine Gedanken. Du darfst sie jedem zu erzählen. Niemand muss sie verstehen.

Du darfst bei Nacht alle Sterne zählen.

Du darfst die Zeit anhalten bevor sie vergeht.

Du darfst danach suchen was dir fehlt und entscheiden, wann Du es gefunden hast.

Du darfst alles denken, entscheidend ist, welche Gedanken dich lenken.

Du darfst die Welt schwarzmalen und komplett bunt sehen

Du darfst voran gehen und jederzeit umdrehen.

Du darfst fliegen und fallen,

Du darfst aufstehen und liegen bleiben,
wenn Du dich danach sehnst

Zitat: Miechlämken, die Kreisschubserin

134. Warum ?

„Warum wirken manche Menschen dauerhaft bedrückt, ängstlich, unsicher, unglücklich?

Warum denken wir so selten an belastende Kindheiten als möglicher Ursache?

Warum schmeißen wir sie lieber mit Ratschlägen zu als mit unserer Aufmerksamkeit, Wärme und direkten Unterstützung?"

Zitat aus der Praxis

135. Vereiteln

„Sachen vereiteln, die man nicht versteht; Auch so ein Punkt bei dem der psychologische Sachverstand blinkt."

Zitat aus der Praxis

136. Die Abwesenheit

„Es gibt Menschen, die allein durch Ihre Abwesenheit Dein Leben schöner machen."

Zitat aus der Praxis

137. Falsch und Richtig

„Es gibt Menschen, da kannst Du einfach nichts falsch machen – und bei anderen nichts richtig."

Zitat aus der Praxis

138. Irrtümer

„Manche Irrtümer kosten Zeit, manche Geld, manche Nerven und das Herz."

Zitat aus der Praxis

139. Vordergründig

„Es gibt Menschen, die geben sich mit vordergründigen Erklärungen und Begründungen zufrieden – und es gibt Menschen, die tun das nicht."

Zitat aus der Praxis

140. Sterben

„Ist das nicht wundervoll ? Es sterben also ohnehin nur Jene die der Wirtschaft nicht mehr dienlich sind.

Lebenserwartung ?

Die paar Monate, die sie noch gelebt hätten, spielen keine Rolle, da man ja auch viel Geld einspart. Rentner sind teuer. Lassen wir sie also sterben ?"

Zitat aus der Praxis

141. Schlafen

„Ich liebe schlafen mehr wie Menschen."

Zitat aus der Praxis

142. Wer Du bist

„Es ist vollkommen egal wer Du warst, wenn Du endlich weißt wer Du bist."

Zitat aus der Praxis

143. Erklärung

„Eine Erklärung ist noch lange keine Entschuldigung, geschweige denn eine Rechtfertigung."

Zitat aus der Praxis

144. Was immer Du tust

„Quidquid agis, prudenter agas et respice finem"

Zitat aus der Praxis

145. Wer ist hier Geisteskrank ?

„… und jemand für Geisteskrank zu erklären, den man nicht versteht, ist auch nur eine Form der Hilflosigkeit, oder ?"

Zitat aus der Praxis

146. Die Konsequenz

Ihr könnt mich lieben, Ihr könnt mich hassen,

egal;

Ihr könnt Euch immer auf mich verlassen !

Entscheidend ist im Endeffekt ist nicht der Inhalt, sondern nur die Konsequenz.

147. Schlangen

„Mir machen die Schlangen vor den Tafeln wesentlich mehr Sorgen, wie die Schlangen vor den Flughäfen, … wobei, die größten Sorgen habe ich wegen dem Bildungsdefizit."

Zitat aus der Praxis

148. ver-lieben und ent-lieben

„… und wenn man sich wirklich entlieben kann, dann kriegt das

Wort „ver"lieben eine ganz andere Bedeutung für mich, …"

Zitat aus der Praxis

149. Wir Menschen

„Nein, es sind nicht die Frauen, es sind auch nicht die Männer, es sind nicht die Jungen und auch nicht die Alten, es sind nicht die Kommuinisten und auch nicht die Nazis, nicht die Christen, nicht die Moslems nicht die Juden;

Es sind wir Menschen, die zu dumm sind auf diesem wunderbaren Planeten zusammenzuleben."

Zitat aus der Praxis

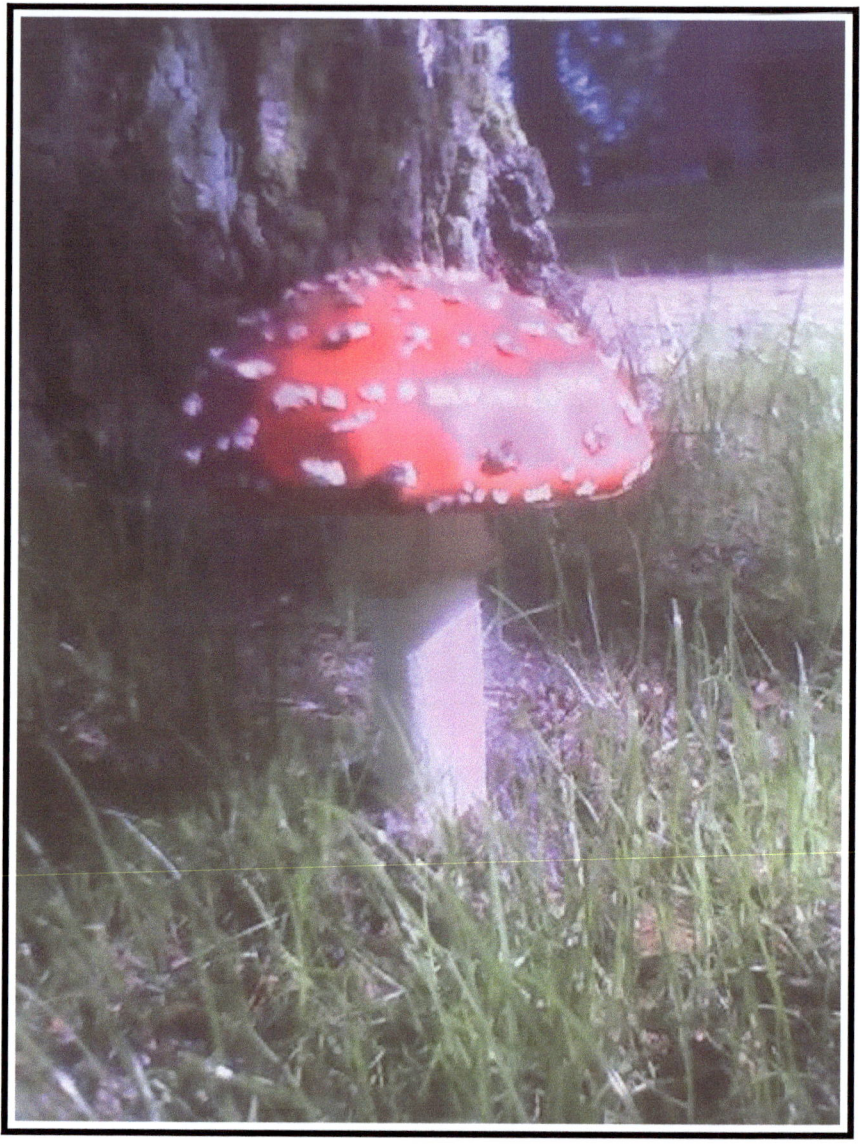

Bild 5: „Paule, der Pilz"

150. Keine Antworten

Keine Antwort geben, nicht reagieren, aber eine Meinung haben, die nicht artikuliert werden soll.

In solchen Situationen weiß ich auch nicht, ob ich Maulschellen verteilen soll, einfach nur lachen, oder doch beides gleichzeitig, ..."

Zitat aus der Praxis

151. Loyalität

„Naja, er hat ja für Euch gesorgt und die Brut mit aufgezogen. Dann müsst Ihr ja loyal sein, selbst, wenn er sonst das größte A******** ist, ..."

Zitat aus der Praxis

152. Wer ist hier falsch

„Schlechtes Schulzeugnis ? Nein, nicht Du bist falsch, die Didaktik ist falsch, ..."

Zitat aus der Praxis

153. Opferschande

„Der August mit der Trommel lacht über die Opfer von Kindesmisshandlung, obwohl er sich für die Todesstrafe für Kinderschänder ausgesprochen hat, ...

Welcher Sozial- und Emotionsspastiker will das jetzt noch mal rechtfertigen ? Wer ist da eigentlich der kränkere, ... ?"

Zitat aus der Praxis

154. Muttersöhnchen

„Ihr Muttersöhnchen, die Fresse habt Ihr aufgerissen, als es darum ging den größten Schwanz zu haben. Jahre später konnte man sehen, dass Ihr nur arme kleine Würstchen seid, die zu feige sind, eine Pufftür aufzumachen und Euer klägliches Leben nicht alleine bestreiten könnt, ohne Mutti, ..."

Zitat aus der Praxis

155. Eure Traumfrauen

„Früher habt Ihr die Menschen gequält, wenn sie nicht einem gewissen Schönheitsideal entsprachen und heute steht Ihr da, mit Euren sogenannten Traumfrauen, ..."

Zitat aus der Praxis

156. Paranoia vor Freundlichkeit

„Warum muss man eigentlich jedem freundlichen Menschen unterstellen, dass er „was" will ? Wie viel Paranoia sind eigentlich noch möglich ?"

Zitat aus der Praxis

157. Zucker und Salz

„ich habe mittlerweile gelernt in vielen Bereichen vorsichtig zu sein und auch wem ich mich anvertraue, denn Zucker und Salz sehen auch sehr ähnlich aus, …"

Zitat aus der Praxis

158. Worte und Taten

„… und sind Worte nicht auch Taten ?"

Zitat aus der Praxis

159. Männer und Frauen haben Angst

„Männer haben Angst, dass Frauen über sie Lachen könnten. Frauen haben Angst, das Männer sie töten könnten, …"

Zitat v. M. Atwood

160. Opferschande

„Dem Opfer moralisch Verachtung zeigen und dem Täter noch besorgt die Hand tätscheln, wenn er seine Konsequenzen abbekommt, …"

Wer auch immer damit nichts anfangen kann, ich habe es mit eigenen Augen gesehen - und das sogar als es um Kindesmisshandlungen ging."

161. Pubertierende Greise

„Pubertierende Schulkinder in der Hülle von Greisen, fürchterlich."

Zitat aus der Praxis

162. Kritik und Pöbeln

„ … und kennt eigentlich noch wer den Unterschied zwischen Kritik und Pöbeln, …"

Zitat aus der Praxis

163. Eure Eltern, ...

„Eure Eltern hatten mal ungeschützten Geschlechtsverkehr und alles was sie davon haben, seid Ihr, …"

Zitat aus der Praxis

164. Erotik überbewerten

„wer Erotik überbewertet, hat auch nicht anderes verdient, …"

Zitat aus der Praxis

165. Den Mund halten

„Es ist besser nichts zu sagen und für dumm gehalten zu werden, als den Mund aufzumachen, um es zu beweisen, ...“

Zitat v. A. Lincoln

166. Bienen und Hummeln

„Retten wir wenigstens die Bienen und Hummeln, den um uns selbst zu retten, sind wir zu doof, ...“

Zitat aus der Praxis

167. Rechtspositivismus

„Wir haben Gesetze und die müssen wir achten. Richtig !

Wir hatten auch mal Gesetze, die bestimmt haben, dass wir Juden ermorden müssen. Die haben wir auch geachtet und als der Befehl kam diese Gesetze auszuführen, war die Sache überhaupt nicht mehr anzuzweifeln. Also die meisten haben das geachtet. Vielleicht waren hier und da ein paar „Volksverräter“, aber die wurden auch gleich ermordet, oder zur Besinnung gefoltert.

In unserer Hauptstadt gab es mal einen Mauer und wer darüber wollte, um den Stadtbezirk zu wechseln, wurde im Zweifel erschossen. Wurde auch zu einem Großteil der Bevölkerung geachtet.

Dann hatten wir Hartz4-Gesetze und wir schauen immer noch zu, wie aus Menschen Pöbel gemacht wird, wie sie ihre Existenz verlieren, Ihr Erspartes abgeben müssen und zu guter Letzt enteignet und ohnmächtig sind.

Vielleicht sollten wir mal lernen, Gesetze emotional, sozial und vielleicht auch volkswirtschaftlich zu hinterfragen, bevor ihnen blind folgen und damit Schäden anrichten, die uns noch in vielen 100 Jahren über nachgesagt werden."

Zitat aus der Praxis

168. Schlimmer als der schlimmste Lump

„Der schlimmste Lump ist der Denunziant ?"

Dann habt Ihr noch keinen Echoisten kennengelernt, der borniert und unreflektiert jeden Schwachsinn adaptiert und weiter trägt, …"

Zitat aus der Praxis

169. Commercial Shit

„Welcher Giftleger hat eigentlich den „Commercial Shit" in die Kunst, in die Musik und in den Sport gelassen, … ?"

Zitat aus der Praxis

170. Was man so hört

„und mit dem was „man so hört", kann man Existenzen kaputt machen, okay ? Also ein bisschen Vorsicht und Empathie für einander, …"

Zitat aus der Praxis

171. Dorf

„… und manchmal vermisse ich die Zeit, wo es pro Dorf nur einen Trottel gab, …"

Zitat aus der Praxis

172. Kämpfen

„… ich finde das mit dem Kämpfen und dem ganzen „beweisen

müssen" im Leben, muss irgendwann mal aufhören. Irgendwann muss der Punkt kommen, wo man einfach alles nur aus der Kinoperspektive sieht und sich über diesen Blödsinn einfach nur amüsiert, …"

Zitat aus der Praxis

173. Scheuklappen auf und ab nach vorne

„Scheuklappen auf und nicht auf das Unkraut achten, was links und rechts auf dem Weg zum Ziel steht ! Der Spreu trennt sich eh vom Weizen und das ist so richtig, wie die Lehren von Darwin, der im Prinzip sagt, das Dummheit ausstirbt. Klingt hart, ist aber Naturgesetz ! Also warum sollte ich adaptieren, was Idioten über mich lästern."

Zitat aus der Praxis

174. Morgen, …

„Morgen ist auch noch ein Tag an dem man was scheiße finden kann !"

Zitat aus der Praxis

175. Die „Freiheit der Beweiswürdigung" und der volkswirtschaftliche Schaden

„Also ich bin ja Demokrat genug um ggf, auch vor einem deutschen Gericht unterliegen zu können, ohne dabei suizidal zu werden. Nur zeigt sich hier eine Problematik auf, die uns alle etwas angeht; Wenn einem drogenabhängigen jungen Mann, der eine nicht altersgerechte Überbindung zu seiner Helikoptermutter pflegt, recht gegeben wird, weil diese als Zeugin in diesem Verfahren mit Lügen und Halbwahrheiten ein deutsches Gericht dazu bewegt, Ihr zu glauben zu schenken und damit Holz ins Feuer in die Geschäftsunfähigkeit Ihren „Mündels" legt, dann reicht mein wissenschaftlicher Verstand nicht mehr aus, um dieser Entscheidung als gut zu heißen, oder dieser auch inhaltlich wie emotional zu folgen.

Welcher volkswirtschaftliche Schaden ist damit gewachsen ?

Ich gehe rein hypothetisch und im Zweifel davon aus, dass der Vorsitz dieser Verhandlung, die "Freiheit der Beweiswürdigung", etwas falsch verstanden haben könnte, oder es sind hier Vorträge und Beweismittel entweder nicht genannt, oder übersehen worden ?"

Zitat: Dr. jur. Th.-E. von Grabenstein

176. Kompensation

„Schweigen und Hassen erzeugt was ?"

Zitat aus der Praxis

177. Pedanterie

„nur weil jemand einen I-Punkt vergessen hat, gleich den ganzen Satz nicht zu verstehen ? Mit wieviel Pedanterie und Alexithymie will man eigentlich ein Opfer noch demütigen ?"

Zitat aus der Praxis

178. Motto

„Liebe, lache, lebe ? Ziele, schieße, treffe, …"

Zitat aus der Praxis

179. Systemfolger denken nicht

„Systemfolger merken intuitiv wenn sie zum Denken aufgefordert werden und meiden die Kreativität wie der Teufel das Weihwasser. Wundert Euch also nicht."

Zitat aus der Praxis

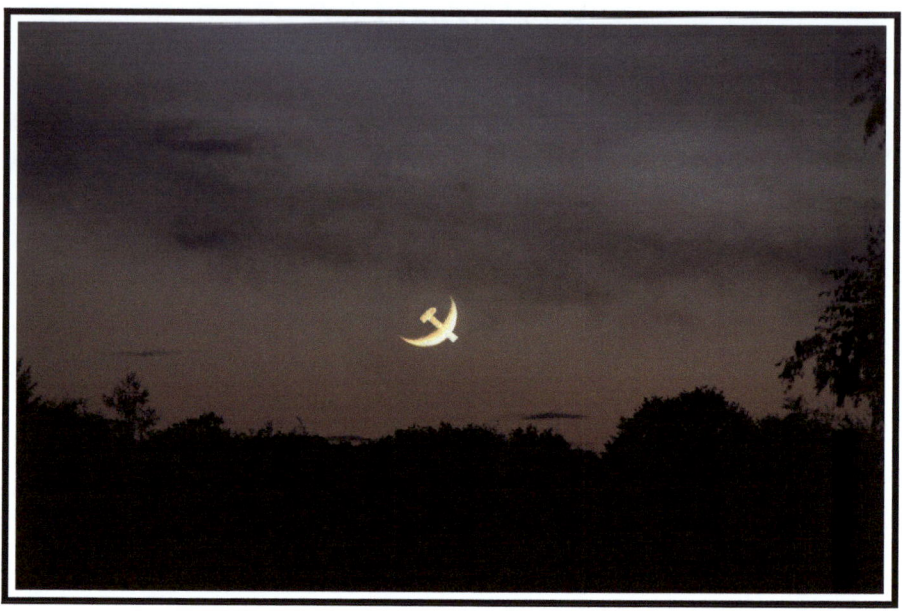

Bild 6: Wer war das ?

180. Witzfiguren

„Es gibt Vollidioten, die mich bis heute dafür bestrafen wollen, dass ich nicht so geworden bin, wie sie mich haben wollten. Was narzisstische Kinderschänder doch für Witzfiguren sein können, ...“

Zitat aus der Praxis

181 . Abgrenzung

„vor Respektlosigkeiten sollte man sich immer deutlich abgrenzen. Man weiß schließlich nie was für eine Störung dahinterstecken kann. Im Zweifel Narzissmus und damit wäre jede Distanz gerechtfertigt."

Zitat aus der Praxis

182. Überschirftenphilosophie

„Man möge mich vor Menschen schützen, die aus RTL und Bildzeitungsinformationen Überschriften zitieren und tatsächlich meinen es wäre Intelligenz."

Zitat aus der Praxis

183. Ist es gerecht, … ???

Ist es gerecht gewesen, dass ich als Kind Missbrauch und Ausgrenzung erfahren musste ?

Ist es gerecht gewesen, dass man dabei weggeschaut hat ?

Ist es gerecht gewesen, dass die Leute, die weggeschaut haben, Ihren Kindern verboten haben mit mir zu spielen und sich einen feuchten Kehricht um mich gekümmert haben ?

Ist es gerecht, dass mir ein sog. Lehrer die Faust ins Gesicht geschlagen hat, weil er zu dämlich war, zu kommunizieren ?

Ist es gerecht, dass dieser Lehrer später vom Bezirksamt noch einen Orden für seine „treuen Dienste" bekommen hat ?

Ist es gerecht gewesen, dass ich in ein Heim gekommen bin, in dem ich zusehen musste, wie sich die Kameraden foltern, oder umgebracht werden und sich suizidieren ?

Ist es gerecht gewesen, dass man mir trotz gut bestandener Gesellenprüfung weder eine Arbeit noch eine Wohnung geben wollte ?

Ist es gerecht gewesen, dass ich keine Beziehung führen konnte ?

Ist es gerecht gewesen, dass man mich für zu hässlich und für zu dumm gehalten hat und man mich höchstens als Schachfigur benutzt, aber sonst nur ausgegrenzt hat ?

Ist es gerecht gewesen, dass man mir jegliche Chancen versagt hat und nie zugelassen hat, meine Talente zu zeigen ?

Ist es gerecht gewesen, dass sämtliche Talente, oder jegliche Kreativität in mir erloschen sind ?

Ist es gerecht gewesen, dass ich alles verloren hatte und bei der Heilsarmee im Obdachlosenasyl ein Quartier erhalten habe ?

Ist es gerecht, dass die Leute, die mich als Kind gequält haben, mir heute erklären wollen,

- wie ich zu sein habe,
- wie ich auszusehen habe,
- was ich zu essen habe,
- wie ich meine Haare zu tragen habe,
- wie und was ich sage,
- was ich anziehe,
- was ich bin,
- was ich gelernt habe,
- was ich weiß, ... ???

Ist es gerecht, dass seit über 12 Jahren eine Straftat auf mich verübt wird und ich weder von den Ermittlungsbehörden, oder von anderen Institutionen, Menschen, etc. Hilfe, Zuspruch, oder Unterstützung bekomme ?

Ist es gerecht, dass ich beschissen, betrogen, belogen und um mein Recht gebracht werde, während die verantwortlichen schlafen und wegschauen ?

Ist es gerecht, während ich das alles benenne, man mich wegen Verrat beschimpft, nur weil ich die Wahrheit sage ?

Was ist das Ergebnis ???

Ist es gerecht, dass ich immer noch Lebe und nicht unter der Brücke hänge und saufe ?

Ist es gerecht, dass ich um meine Lebensqualität kämpfen muss und erklären muss, dass ich auch mal etwas vom Kuchen abhaben möchte ?

Ist es gerecht, wenn ich mir jetzt einfach mal eine Waffe nehme und in einer Fußgängerzone wilde Sau spiele ?

Ohne Worte, ...

184. Glück

„und manchmal flüstert Dir das Glück ganz leise: „Du bist dran““

Zitat: „Einfach nur Ute"

185. Lügen oder Trost

Die größten Lügen eines tröstenden ?

„Zeit heilt alle Wunden"

„Geh mal arbeiten, dann geht's Dir auch besser"

„Du musst mal an Dir arbeiten, so wie Du drauf bist, musste Dich nicht wundern"

Zitat aus der Praxis

186. Arroganz

„Was stellt Ihr Euch eigentlich unter Hilfe vor, Ihr armen, kleinen geschundeten Seelen ? Ist Euch ein offenes Ohr, Empathie, ein Bett, ein Teller Suppe und eine warme Stube nicht gut genug ? Muss erst ein Prinz auf einem weißen Pferd kommen um Euch ein Schloss zu bauen, damit Ihr wieder lächelt ? Wenn es so ist, dann sollt Ihr einen gerechten Preis bekommen und ich werde mich lächelnd zurücklehnen und mir Euer Elend aus der Kinoperspektive anschauen,"

Zitat aus der Praxis

187. Der Giftleger

„Dem Giftleger interessieren seine Paranoia nicht"

Zitat aus der Praxis

188. Kinder und Waffen

„Narzissten zeugen keine Kinder, sie produzieren Waffen"

Zitat aus der Praxis

189. Ein Leben lang

„Ein Leben lang hattet Ihr keine Zeit für mich und meine Bedürfnisse waren Euch scheißegal, nicht mal Fragen konntet Ihr mir beantworten die ich Euch gestellt habe. Aber auf einmal soll ich so sein wie ihr mich haben wollt und soll auch nach Eurer Pfeife tanzen ? Ihr tickt ja nicht richtig."

Zitat aus der Praxis

190. Mein Recht

„Es ist mein Recht abzuverlangen, dass man mir ins Gesicht sagt, dass man mit mir nichts zu tun haben will und ich werde so lange und intensiv zynisch-freundlich grüßen, bis dieser Mensch ehrlich und couragiert sagt, was er nicht will und ehrlich mit mir ist.

Ausgrenzung und Ghosting ist der häufigste Grund für Massenkassaker."

Zitat aus der Praxis

191. Über die Überheblichkeit eines Narzissten

„... und wenn das Opfer nicht nicht Opfer sein will, dann soll es eben verrecken und man sucht sich ein anderes, ..."

Zitat aus der Praxis

192. Maulfaule Feiglinge

„Ihr Feiglinge habt Euren Mund nicht nur zum Fressen, Knutschen und Bla..., sondern auch zum Reden. Also macht Ihn auf und spricht, wenn ihr mit jemanden nichts mehr zu tun haben wollt."

Zitat aus der Praxis

193. Schauspiel

„vergiss mal bei all Deinem unglaubwürdigen spießigem Schauspiel nicht wo Du herkommst, mein lieber Freund.

Zitat aus der Praxis

194. Kinderlos

„Therapeut: „und ist es wirklich so, dass Ihre Beziehung kinderlos bleiben soll ?"

Sie:"auf keinen Fall will ich Kinder. Ich plane mein Leben anders."

Er:" hören Sie mal, wenn ich eine Frau wäre, hätte ich lieber 3 Geschlechtskrankheiten, wie ein Kind."

Sie: „[lacht bejahend] Allerdings. Das können andere machen und darüber hinaus, gibt es auch genug Kinder die weder ein Dach über den Kopf haben, nichts zu essen haben, noch Eltern, die nicht für sie Sorgen."

Er: „ … und ich füge mal hinzu, dass trotzdem jeder Idiot unüberlegt sein Triebe auslebt und sich vervielfältigen muss. Dabei wird nicht überlegt, ob man überhaupt familientauglich ist und einen Sinn für das hat, was Kinder überhaupt sind. Den Schaden, der daraus entsteht, möchte ich gerne mal in volkswirtschaftlichen Berechnungen sehen.

Therapeut: [glux]"

Zitat aus der Praxis

195. „Was von mir will"

„Was für einen paranoiden Schaden muss ein Mensch haben, der meint, das jeder der freundlich ist, „was von ihm will" und wie viele Menschen sind überhaupt davon betroffen ?

Gibt es da Erhebungen, Statistiken, oder Untersuchungen ?"

Zitat aus der Praxis

196. Pfeffer

„In einem Paralleluniversum geht der Pfeffer da hin, wo die Menschen wachsen."

Zitat aus der Praxis

197. Planungsfrage

„Hattet Ihr euch eigentlich vorgenommen, auf die Welt zu kommen ?"

Zitat aus der Praxis

198. Eine deutsche Ehe

„30 Jahre lang saufen und pöbeln, 30 Jahre lang sich einen feuchten Kehricht um die Ehefrau kümmern, aber wenn man auf einmal merkt, das man alleine ein völlig hilfloser Idiot ist, spielt man auf heile Welt und Liebe. Sorry, aber das ist für mich alles andere wie glaubwürdig.

30 Jahre lang außer dämliches Zeug erzählen und saufen, nichts auf die Reihe bekommen und von einem Tag auf den anderen intriger und „intelligent" wirken ? Das soll also ohne Therapie und ad hoc möglich sein ?

Wem wollt Ihr das eigentlich verklickern ? Ihr seit und bleibt im besten Fall Schauspieler, ansonsten aber Alkoholiker mit deutlichen Persönlichkeitsstörungen und alles andere basiert auf Schauspiel und bestenfalls auf Inselintelligenzen."

Zitat aus der Praxis

199. Neid

„Neid durch Unverständnis – so was gibt es tatsächlich."

Zitat aus der Praxis

200. Moralpolizisten

„Was sind das für Menschen, die abfordern, des lieben Frieden Willens, von der Sachlichkeit abzusehen ? Moralpolizisten, Narzissten, oder beides ?"

Zitat aus der Praxis

201. Humor verzerrt die Sachlichkeit

„Man sollte bei seinem „Humor" immer bedenken, ob man nicht auch Sachbotschaften über menschliche Tragödien in Frage stellen kann, die man im Zweifel emotional nicht versteht, …"

Zitat aus der Praxis

202. Sätze, die mit „aber" beginnen

„mit „aber" fängt der Totschlag an, …"

205. Die Nische der ungewollten Kinder

Manchmal gibt es Menschen, die in Familien geboren werden, in denen sie von vornherein unerwünscht sind. Selten gibt es aber auch Menschen, die sich auf unerklärliche Weise in dieser Welt nicht angenommen fühlen und sich i.d.R. in der Pubertät suizidieren, obwohl sie in der Familie gewollt und geliebt werden. Was ist das nur für ein Irrsinn, was die Natur da macht und was Menschen mit Menschen so machen ? Stellen wir uns doch mal die Frage, wie ein Mensch durch das Leben gehen kann und seine Umwelt wahrnimmt.

Welche Nische muss ein Mensch finden, der vom Leben nicht gewollt ist ?

- Darf er / sie andere Menschen lieben, ohne das es zur emotionalen Gefahr wird ?

- Darf er / sie hoffen, ohne dabei Gefahr zu laufen, von eine Enttäuschung in die nächste zu fallen ?

- Darf er arbeiten, ohne Gefahr zu laufen, alles falsch zu machen und unter der Nörgelei anderer Wichtigtuer zertrampelt zu werden ?

- Darf er / sie sich sportlich betätigen, ohne den Spott der anderen abzubekommen ?

- Darf er / sie auf Freundschaften hoffen, ohne das er als Schachfigur gehandelt wird.

- Darf er / sie lernen, ohne gaslightet, oder sonstwie immer wieder in Frage gestellt zu werden ?

- Darf er / sie krank werden, ohne dabei ein Versuchskaninchen für irgendwelche karrieristischen Ärzte zu werden ?

- Darf er / sie in die Therapie gehen, ohne dabei das Gelächter der Therapeuten zu werden ?

- Darf er / sie Hilfe anbieten, ohne abgelehnt zu werden ?

- Darf er / sie auf Hilfe hoffen, wenn er / sie ein Opfer von einer Straftat wird ?

- Darf er / sie jemals Eltern werden, ohne das dem Kind etwas zustößt, oder das Kind entzogen wird, oder das Kind ohne Schaden zur Welt kommt ?

206. Opferschande

„Aus seinem Hals strömt affektiv nur unkoordinierter Mist. Einem Opfer vom Kindesmissbrauch Schuldzuweisungen zu machen und es in Frage zu stellen ? Ich glaube es hackt, aber was soll man schon bei Alexithymie und über 30 Jahre Suffschaden auch anderes erwarten, …“

Zitat aus der Praxis

207. Darwin als Rechfertigung

„Wenn Dir ein narzisstischer BWLer seine Lust Existenzen zu zerstören über die darwin'schen Gesetze erklärt und rechtfertigt, dann erweckt es vielleicht eine Volleskalation, aber nie emotionales Verständnis für seine Persönlichkeitsstörung. Für mich steht das auf einer Stufe mit der nationalsozialistischen Haltung über sog. unwerteres Leben."

Zitat aus der Praxis

208. Lächerlich

„… und was ich abfordere, ist genau das, was man mir bis heute vorwirft nicht zu können, oder nicht zu sein. Also was soll die Heuchelei, sich darüber zu echauffieren, …"

Zitat aus der Praxis

209. Angst vor der Wahrheit

„… und wenn ein Trommelaugust und sein Führungsoffizier sich von Dir in Form von Ghosting distanzieren, dann kannst Du Dir ziemlich sicher sein, dass sie entweder ggf. große Angst vor Dir haben, oder dass sich ein Giftleger, aus Neid über Deine Kenntnis, negativierend und mit Halbheiten irgendwo ausgelassen hat, …"

Zitat aus der Praxis

210. Loslassen

„Zu wissen, wann man loslassen soll, ist Weisheit

Es auch zu tun, ist Mut.

Und wenn man dabei den Kopf oben hält, ist es Würde."

Zitat aus der Praxis

211. Es brennt, ...

„Es wird irgendwann die Zeit kommen, an der mir eine Beurteilung von einem Traumapsychologen mehr bedeutet, als das Urteil eines Juristen."

Zitat aus der Praxis

212. Misshandlung 2.0

„Du warst doch schon als Kind ein Ar.....ch, also was es gar nicht mal so falsch, dass Du mal was in die Fresse bekommen hast."

Solche Sprüche sollte man genauso verurteilen, wie die Misshandlung eines Kindes selber.

Zitat aus der Praxis

213. Kritikfähig

„Ich soll nicht kritikfähig sein und nichts lernen wollen ?

Pass mal auf Du Sinnverdreher, ich habe 14 Jahre Therapien gemacht, die aktuellste hat 8 Jahre gedauert. Ich habe vor 20 Leuten auf dem Boden gelegen und nach dem lieben Gott geschrien, während Du Höhenflüge gehabt hast und dich versoffen als Gott präsentiert hast. Ich habe 6 Jahre lang ein Studium für Pädagogik gemacht, weil ich Psychoedukation brauchte. Du warst zu blöd aus der Bildzeitung zu lernen.

Was bist Du ?"

Zitat aus der Praxis

214. Lüge zur Wahrheit

„"Wir erzählen eine Lüge so lange bis jeder glaubt, dass es die Wahrheit ist." Ich habe den Eindruck, das auch ein Herr Göbbels viel in der Soziogenetik einiger Deutschen hinterlassen hat."

Zitat aus der Praxis

215. Die Einsicht

„"einsehen", ist die Adaption für geistig und emotional Arme, bei denen nicht mehr wie Kopfnicken und Ja-Sagen abzugewinnen ist."

Zitat aus der Praxis

216. Freund oder Schachfigur

„Ich war nie sein Freund, ich bin bestenfalls seine Sachfigur" (Aus einem Auslöseprozess einer toxischen Beziehung mit Trauma-Bonding).

Zitat aus der Praxis

217. Narzissmus schmackhaft machen

„Hat irgendjemand von Euch wirklich gedacht, er könne mir den Narzissmus schmackhaft machen ? So nach der Melodei, sei mal genauso emotional unterbelichtet wie wir, denn merkst Du die Dummheit und den Schmerz nicht den wir Dir angetan haben, oder was ?"

Zitat aus der Praxis

218. Empathie ?

„… und was will denn ein Narziss für eine Erkenntnis über Menschen haben ? Bei so viel überzogenen Ich-Wert ist das doch gar nicht möglich, … und von der Alexithymie ganz zu schweigen. "

Zitat aus der Praxis

219. Der Unsympath

„Genau, ich bin ein zynischer Unsympath und das liegt genau daran, dass ich in meiner Kindheit und Jugend schwer durch Narzissten angegriffen wurde, die nichts anderes können wie denunzieren,denunzieren, denunzieren, denunzieren, denunzieren, denunzieren, denunzieren, denunzieren, denunzieren, denunzieren, denunzieren, denunzieren, denunzieren, denunzieren, u.s.w."

Zitat aus der Praxis

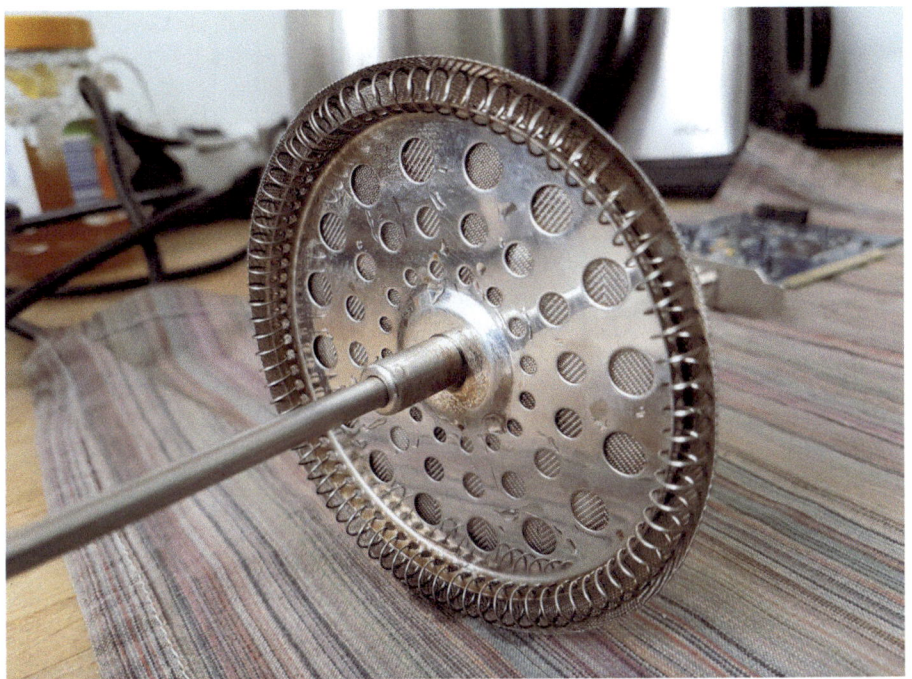

Bild 7: Augen

220. Schweine

„Seh' nur wie sie lachen, wie die Schweine kurz vor'm Schlachten, …"

Zitat: Frei nach J. Lennon aus „I'm the walrus", über die schadenfrohen Narzissten, die über Ihre Opfer lachen.

221. Abgrenzung vor Ausgrenzung

„Ich renne keinen Menschen hinterher, der mich kategorisch ausgrenzt, oder mich wie eine Schachfigur hinstellt. Da muss und werde ich um nichts kämpfen … und diesem Fall bin ich auch kompromisslos und beratungsresistent."

Zitat aus der Praxis

222. Schönredereien

„Es gibt Menschen, bei denen Du denkst, die sind wie man selber und man schwingt gleich. In Wirklichkeit sind es aber nur Großschnautzen und Fähnchen-in-den-Wind-Halter. Also alles nur emotional defizitärer Ausschuss, … Was für eine Enttäuschung, oder ?"

Zitat aus der Praxis

224. Das Monchichi-Gesicht

„Bloß weil sie mit einem Monchichi-Gesicht geboren wurde, kriegt sie von allen Seiten Geld und Ruhm in den Arsch geblasen. Was hat im Vergleich ein Bauarbeiter, der jeden Tag 10 Stunden im Dreck steht, … ???"

Zitat aus der Praxis

225. Ungebetene Ratschläge

Ich liebe ungebetene Ratschläge. Es animiert immer so schön zum Lachen und gleichzeitig zum Maulschellen verteilen. Vor allem wenn es heißt, „Du musst doch", und „Du kannst doch nicht anders", …"

Zitat aus der Praxis

226. Der Geburtstag

„Liebe Leser, wir schreiben heute den 20. April. Heute hat jemand Geburtstag, der wahrscheinlich noch in 100 Jahren Massengelächter verbreiten wird, …"

Zitat aus der Praxis

227. Die Popodusche

„Ich liebe meine Popodusche. Es gibt zum einen plötzlich so freundlichen Besuch und zum anderen kann man sich nirgendwo ein besseres Bild darüber machen, wie es sich anfühlt, wenn einem die Leute einfach mal „können", ..."

228. Die Giftleger

„Wenn Dir die Leute, die Dein Leben lang Gift hinter Deinem Rücken gestreut haben erklären, dass Du Dich „immer mit allen" anlegst, dann weißt Du das Du es mit eine Projektion zu tun hast, die zweifelsohne aus dem Narzissmus kommt, ..."

Zitat aus der Praxis

230. Neugierig

„solange man neugierig ist, kann einem das Alter nichts anhaben."

Zitat aus der Praxis

231. Fremdsprachlich begabt

„… und habt Ihr eigentlich gewusst, das kleine Kinder in London vor der Schule schon fließend englisch sprechen, … ?"

Zitat aus der Praxis

232. Amazonen

„Frauen, die weder Mann noch Kinder brauchen, die in Ihrem Beruf erfolgreich sind, die Leidenschaften haben und Freude am Leben, sind Amazonen. Sie sind selten und somit wertvoll, …"

Zitat aus der Praxis

233. Waffen züchten

„wenn man in die falsche Familie geboren wurde, kann alles im Leben kaputt gehen. Dieselbe falsche Familie kann aber Waffen züchten, die sich erfolgreich den Weg durchs Leben bahnen, …"

Zitat aus der Praxis

234. Waffen züchten

„von Narzissten geprägt, kann alles kaputt gehen, aber es kann auch sein, das man zur Waffe gemacht wird und ein „erfolgreiches" Leben hat, ..."

Zitat aus der Praxis

235. Frauen

„Ich liebe Frauen, die von jeder Form der Ehe, Beziehung und „Gebährmaschinerei" unabhängig leben können und in der Lage sind, ihr Leben in Eigenregie zu meistern. Ihr seit die Mädels, die mich wirklich faszinieren."

Zitat aus der Praxis

236. Ghosting

„Ghosting – damit selbst auch Schwachmaten Stärke zeigen können, ..."

Zitat aus der Praxis

237. Ich-Wert

„als mich die große Masse nicht mehr leiden konnte, fand ich mich am besten, ...“

Zitat, frei nach G.Gysi

238. Dr. Päd.

"wenn jemand mit einem Doktortitel in Pädagogik dieses Bildungsverhinderungssystem verteidigt und sich obendrein noch lustig über die Menschen macht, die es verändern wollen, dann sollte man wirklich erkennen, dass hier etwas schief läuft"

Zitat aus der Praxis

239. Hass

"Hässlich kommt von Hass. Wer also meint, er könne Menschen auf seine Äußerlichkeiten begrenzen und denunzieren, fliegt unaufgefordert aus meinem Leben."

Zitat aus der Praxis

240. Partnerwerben

"Das menschliche Weibchen wirbt um einen Partner und meint dann: "Sorry, falsch verstanden, war nicht so gemeint, ..." wo gibt es das in der Tierwelt ?"

Zitat aus der Praxis

242. Was löst Liebe aus ?

"Es gibt Figuren auf diesem Planeten, bei denen frage ich mich, was "Liebe" auslöst ? Sind es Äußerlichkeiten, ist es das Bankkonto, ist es die Zeugungsfähigkeit, ist es die Bereitschaft sich zu unterwerfen und den Versorger zu mimen ? Ist es generell so, oder nur partiell? Wer spielt da mit?

Was ist das überhaupt für eine Heuchelei, oder Ambivalenz, wenn Menschen beteuern, dass sie lieber solo sind, keine Beziehung haben wollen, sich aber dann im Internet, teilweise sogar recht freizügig mit ihren sexuellen Reizen prostituieren und sich auf den Präsentierteller für n*tg**le und gestörte Gehirnanwärter legen ?

Da kommt die Frage in mir auf, was ist den Menschen lieber ? Der schäumende Honk, oder der liebevolle Philosoph ?

Zitat aus der Praxis

243. Wahrnehmung

„oh, ich habe etwas gemerkt, das muss ich jetzt sagen. Jemand dabei verletzen? Warum, ich sag es doch nur, …"

Zitat aus der Praxis

244. Ambivalenz

"ich denke noch sehr oft an dich, aber ich kann dich nicht mehr sehen und ich kann dich auch nicht mehr ertragen, …"

Zitat aus der Praxis

245. Freundlichkeit und Ghosting

"wenn Freundlichkeit mit Ghosting bestraft wird, muss sich niemand wundern, wenn es Krieg gibt, …"

Zitat aus der Praxis

246. Nachdenken in der Dunkelheit

„350 km alleine durch die Dunkelheit zu fahren kann ganz schön langweilig sein, aber wenn man dabei über die Ewigkeit nachdenkt, es ist ganz schön viel, …"

247. Winnetou

"Deutschland ist in einen europäischen Krieg verwickelt und alle reden über Winnetou.

Die Bild-Zeitung hat im Land der Dichter und Denker wirklich harte Arbeit geleistet"

Zitat aus der Praxis

248. Liebe ertragen

„Ist Ihnen klar, dass sie keine Liebe in sich trug, nicht für mich und für irgendwen?"

Zitat aus der Praxis

249. Ausgrenzung

"Das Gefühl zu haben, nicht gesehen zu werden, nicht vermisst zu werden, nicht gemocht zu werden, nicht dazu zugehören, bedeutet das einige Wunden aus der Vergangenheit noch sehr tief sitzen."

Zitat aus der Praxis

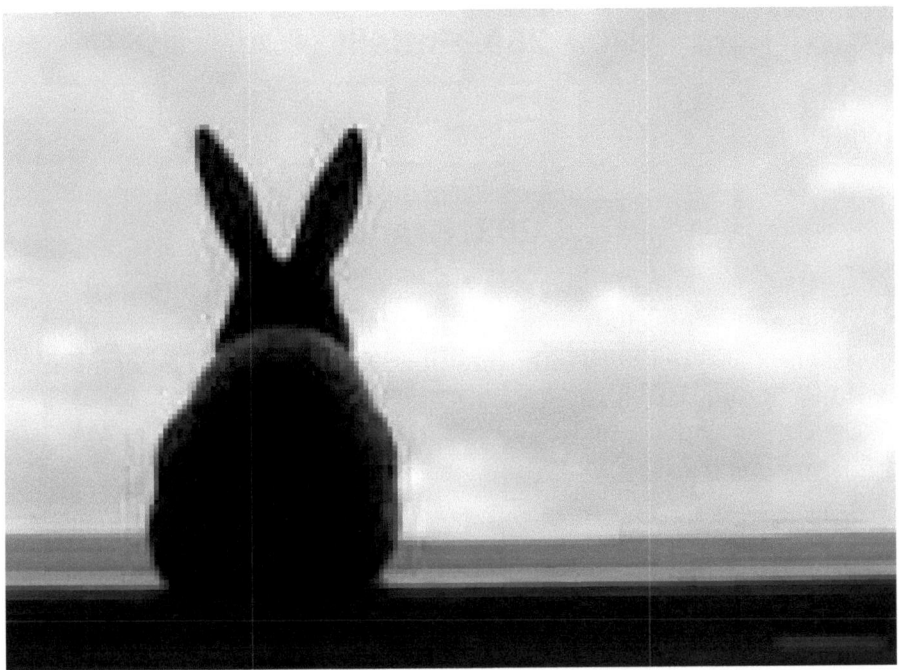

Bild 8: Weiter, weit ans Ziel

249a. Hoffnung und Ignoranz

„Wenn Hoffnung durch Ignoranz zerstört wird, …"

Zitat aus der Praxis

250. Entfällt

[entfällt]

253. Krank

„In dieser Gesellschaft kann man doof sein, Hauptsache man ist gerissen, dass reicht wohl. Intelligenz ist hier anscheinend nicht erwünscht und wird ausgegrenzt."

Zitat aus der Praxis

254. Pädagogen

"warum ist die Masse von sog. Pädagogen fähig einem System zu folgen, welches Dummheit und Armut züchtet, aber nicht in der Lage dagegen aufzustehen?"

Zitat aus der Praxis

255. Dummheit wird deutlich

"ich habe ein komisches Gefühl im Bauch, wenn die Dummheit in unserem Volk, immer deutlicher mit ihrer sogenannten politischen Meinung wird. Nicht mal empathiefähig, aber andere Leute beurteilen wollen, gute Nacht Deutschland, ..."

Zitat aus der Praxis

256. Keine Macht den Ellenbogenheinis

"In Deutschland haben allem Anschein nach eher diese Ellbogenheinis Macht sich durchzusetzen, wie irgendjemand mit Intelligenz. Woran das wohl liegt?"

Zitat aus der Praxis

257. Herbstgedicht.

Die Nähmaschine quietscht.

Das Bett nicht.

258. Dummheit in der Masse

"nein, ich werde nicht aufhören meine Erfahrung zu artikulieren, oder es einfach hinzunehmen, dass es gewissen Leuten nicht passt. Dummheit in der Masse ist immer ein volkswirtschaftlicher Schaden, der wie vor 1933 wirken kann."

Zitat aus der Praxis

259. Sagt es nicht, …

- Sagt es nicht, aber er / sie ist hässlich,

- Sagt es nicht, aber er / sie stinkt,

- Sagt es nicht, aber er / sie kann nichts,

- Sagt es nicht, aber er / sie ist einfach unerwünscht,

- Sagt es nicht, aber er / sie passt hier nicht rein,

- Sagt es nicht, sagt es bloß nicht, aber er / sie meint, er / sie ist glücklich

260. Achtung: Bücklinge

„Nichts altert schneller als Menschen ab Mitte 30 in dem Moment, wenn sie sich tief bücken müssen."

Zitat aus der Praxis

261. emotionale Vampire

"was sind das für Menschen, die Empathie abfordern, aber dann überhaupt nicht damit umgehen können und Dich mit deiner affektiven Nächstenliebe an die Wand fahren lassen ?

emotionale Vampire ?"

Zitat aus der Praxis

262. denken tut weh

"Ich bin Deutscher, das heißt, ich werde nur etwas tun, wenn ich dafür Geld bekomme, oder wenn ich mich sonst wie profilieren kann. Schließlich tut denken ja auch weh im Kopf."

Zitat aus der Praxis

263. verstehen und funktionieren

"Verstehen ? Das brauche ich nicht, ich lerne auswendig und funktioniere. Das reicht aus, um Geld zu verdienen und um ein gesellschaftlichen Stand zu haben."

Zitat aus der Praxis

264. Ausgrenzung und hässlich

"Wenn Dir jemand bei einem Kennenlernen unmissverständlich klar macht, dass Du nicht seinem Schönheitsideal entspricht und dir dann aber gleichzeitig erklärt wie schön es ist, sich durch die Betten zu vögeln, dann halte besser affektiv Abstand."

Zitat aus der Praxis

265. Selbstaufgabe

"wollt ihr euch selbst vergessen, nur damit ihr irgendwo dazugehören könnt?"

Zitat aus der Praxis

266. die Kinderfrage

"wie viel Prozent aller Frauen, wissen wirklich, warum sie Kinder kriegen wollen?"

Zitat aus der Praxis

267. gestörte feige Heulsusen

"... und dann diese gestörten, feigen Heulsusen, die sich für nichts anderes interessieren, als ihre Befindlichkeiten in den Vordergrund zu stellen, ..."

Zitat aus der Praxis

268. Verstand

„... ich kenne einen Englischlehrer der den englischen Humor nicht kennt und geschweige denn versteht, ..."

Zitat aus der Praxis

269. Demokraten und Narzissten

"Demokraten können verlieren. Wenn wir allerdings mit Narzissten eine Demokratie führen wollen, müssen wir damit rechnen, dass sich immer ein autoritärer Leitungsstil aufbauen wird, ..."

Zitat aus der Praxis

270. objektiv und subjektiv

"... und ich diskutiere nicht mit Menschen, bei denen es nur um sich selbst geht und nicht um die objektive Wahrheit, ..."

Zitat aus der Praxis

271. manche Leute

"Bei manchen Leuten reicht es, wenn Sie guten morgen sagen, weil sie ein hübsches Gesicht haben, andere Leute müssen sich das Maul fusselig reden, oder die Finger wund tippen und werden nicht mal ignoriert, ..."

Zitat aus der Praxis

272. Diktaturen !

"Diktaturen brauchen Befehlsempfänger.

Ich habe Bildung und ich bin kein Befehlsempfänger."

Zitat aus der Praxis

273. Gut sein, ...

„Gut zu sein, bedeutet nicht, dass man immer der Beste ist. Auch wenn man sachlich im Recht ist, sollte man immer überdenken, dass man auch emotional im Recht seien sollte."

Zitat aus der Praxis

274. Gift des Lernens

"Das Gift allen Lernens ist die Geschwindigkeit, ... es liegt an Euch, ob ihr es fressen wollt ..."

Zitat aus der Praxis

275. Was ist typisch deutsch?

Einen Politiker zu bashen, der die Suppe auszulöffeln versucht, die eine wohlstandsverwahlloste, egomanische Gesellschaft samt ihrer Regierung sich selbst in Totalabhängigkeit eines Diktators eingebrockt hat."

Zitat aus der Praxis

276. Vernünftig

... kennt jemand von euch die etymologische Bedeutung von "vernünftig" ?

277. selber atmen

"selber atmen - das wäre doch auch mal was für ein autogenes Training, oder?"

Zitat aus der Praxis

278. Eigenverantwortung

Ein Klient hört vom Psychotherapeuten, dass er für sein Leben Eigenverantwortung trägt. So erlebte er es schon als Kind: kämpfen und überleben in Eigenverantwortung. Damals sprach niemand über die Verantwortung seiner Eltern. Wer spricht heute darüber? Wird es jemals jemand tun?

Zitat aus der Praxis

279. Kinder

„Hätte die Menschheit Jahrhunderttausende überleben können, wenn sie ihren Nachwuchs damals schon in diesem ungeheuren Ausmaß misshandelt und vernachlässigt hätte, das für uns heute gewohnt ist? Der Naturzustand ist, das kleine Kind zu nähren, zu pflegen, zu schützen, zu lieben."

Zitat aus der Praxis

280. Macht der Liebe

„Wenn die Macht der Liebe die Liebe zur Macht überwindet, erst dann wird die Welt den Frieden kennen lernen."

Zitat: Jimi Hendrix

281. Ich und Wir

„ich, bin immer noch "ich" und kein "Wir" !!!

lasst mich einfach, mit eurer "Zwangssolidarität", ganz gepflegt Ruhe !!!

diese "Zwangssolidarität", widerspricht meinem Glauben !!!

noch entscheide ich, Wem oder Was, meiner Solidarität gilt !!!"

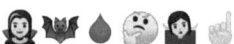

Ein Zitat von Venora Valyria

282. Mord und Frieden

„Wer verschont wurde, während man die Seinigen gemordet hat, kann mit sich und der Welt keinen Frieden machen."

Zitat: Marcel Reich-Ranicki 2. Juni 1920 - 18. September 2013

283. Ihre Aphorisme

[Hier könnte Ihre Aphorisme stehen]

284. Wissenschaftsdisszonanz

"Man kann vieles wissenschaftlich erklären und Begründen, nur was macht man mit dem Gegenüber, dass die Wissenschaft nicht versteht und akzeptiert ???"

Zitat aus der Praxis

285. Floskeln

""Die Welt braucht Liebe", wird eine belanglose Floskel, wenn sie von Menschen benutzt wird, die zu blöd sind ein "Guten Morgen" zu erwidern. ✌😂😂😂✌ "

Zitat aus der Praxis

286. GG

"Wir haben ein wunderbares Grundgesetz, es passt nur nicht jedem,   ..."

Zitat: Arno Dhein, Volljurist

287. Äußerlichkeiten und Persönlichkeiten

"Ihr habt Probleme mit Eurem/Eurer Partner:in ??? Selber Schuld, wenn Ihr Äußerlichkeiten vor Persönlichkeiten stellt, ..."

#Zitat aus der Praxis

288. Kinder

"ihr wolltet Kinder nun habt ihr Kinder, also regt euch nicht darüber auf, wenn sie Geräusche des Lebens machen, ..."

289. Radikalismus

"Politiker und Parteien anzweifeln, bzw. abschaffen wollen, aber nicht verstehen, wie unsere Demokratie und unser Staat aufgebaut ist, ... gefährlich, oder lächerlich ?"

Zitat aus der Praxis

290. Pädophile Mütter

"Wie ich das Kotzen Kriege, wenn Mütter ihre kleinen Töchter in aller Öffentlichkeit und vor anderen Leuten ablecken müssen. Dazu sagt keiner was, aber wenn ein Vater seine Tochter liebevoll trösten will, dann wird gemunkelt, ... 😡😡😡"

Zitat aus der Praxis

291. die inneren Werte zählen

"A: "Die inneren Werte zählen, Äußerlichkeiten sind doch völlig egal,   ..."

B: "Aha, ...""

Zitat aus der Praxis

292. Dorf

" ... und ich lasse mir nicht von Leuten die Welt erklären, die es nicht mal schaffen aus Ihrem Dorf herauszukommen..."

Zitat aus der Praxis

293. Nächtenliebe

"Wer meint, dass Nächstenliebe schön ist, hat sich noch nie selbst ein Geschenk gemacht, ..."

Zitat aus der Praxis

294. Schön und Reich

"Schön und reich sein reicht, oder ? Was ist denn mal mit Charakter und Haltung, ... kennt das noch einer ???"

Zitat aus der Praxis

295. freundliche Menschen zu doof

"was sind das für Menschen, denen freundliche Menschen zu doof sind?"

Zitat aus der Praxis

296. doof gleich arm?

"… und mich erschleicht immer das Gefühl, dass sich in Deutschland das Bildungsdefizit immer dann am deutlichen zeigt, wenn das Volk arm wird."

Zitat aus der Praxis

297. im Mittelpunkt stehen

"kurz mal und ad hoc das soziale Umfeld zur Hilfe zu nötigen, und von einer Sekunde auf der anderen ist es dann kein Thema mehr.

Man kann auch anders im Mittelpunkt stehen,…"

Zitat aus der Praxis

298. narzisstisches Gebelle

"Das narzisstische Gebelle eines in der Pubertät stehen gebliebenen, emotional kastrierten Säufers, tangiert mich einfach nur noch peripher."

Zitat aus der Praxis

299. Tod einer Freundschaft

"wenn man nach ü. 50 Jahren realisiert, dass der sogenannte beste Freund, was immer das auch sein soll, lediglich ein bellender Narzisst ist, der dich selbstherrlich nur als Schachfigur benutzt hat, ..."

Zitat aus der Praxis

300. Schuldprojektion der Täter

"wie beschreibend, wenn die Leute, die dir deine Kindheit und dein Leben kaputt gemacht haben behaupten, Du hättest ja nie was auf die Reihe bekommen und projizierst jetzt alle Schuld auf andere, ..."

Zitat aus der Praxis

301: Schuld und Schamabspaltung

"Eine typische Form der Abspaltung von Schuld und Scham der Täter, ist die Projektion auf die Opfer,... "war doch alles nicht so schlimm" und "Du bist ja selber schuld", sind die emotional kastrierten Floskeln."

Zitat aus der Praxis

302. Popodusche

A: "Meine neue Toilette mit Dusch-WC ist ein absoluter Gewinn."

B: "Warum ?"

A: "Früher bin ich nach Hause gekommen und immer war da jemand, der die Klappe aufgemacht hat und Scheiße kam raus, ... heute geht die Klappe von alleine auf und Scheiße geht rein, ..."

B: "[Grillenzirpen]"

303. Dummheit vs. Freiheit

"Als 1989 in Berlin die Mauer fiel, war der Begriff von Freiheit klar. ich möchte aber, gemessen an dem ganzen Rechtsruck in Europa, dem Ukrainekrieg und der eventuellen Wiederwahl eines Donald Trumps diesen Begriff noch mal neu definieren.

Dummheit darf nicht mit Freiheit begründet werden."

Zitat aus der Praxis

304. Größe versus Heuchelei

"Es gibt Menschen, bei denen endet der klägliche Versuch Größe zu zeigen, in groteske Heuchelei, ... 😣"

Zitat aus der Praxis

305. gierig versus ängstlich

"Man soll ängstlich werden, wenn andere gierig werden und man soll gierig werden, wenn andere ängstlich werden ? Ist das ernst gemeint, oder eine Krankheit ?

Arme Menschheit."

Zitat aus der Praxis

306. Restemotionen

„wenn das bisschen Restemotionen durch niedere Instinkte geweckt werden"

Zitat aus der Praxis

307. Die Heuchelei mit dem Schulabschluss

"Ich stelle immer wieder für mich fest, dass es Menschen gibt, die unbedingt ihren Schulabschluss wieder abgeben müssten. Sie sind dazu genötigt worden, Vorspielungen falscher Tatsachen zu machen."

Zitat aus der Praxis

308. Freundlichkeit als Negativa

A: "Oh, Du bist ja freundlich, was soll das denn, warum machst Du das denn?"

B: "Aus Trotz, weil ich als Kind eine schlechte Erziehung hatte, …"

Zitat aus der Praxis

309. Freundlichkeit

"Opfer von Kindesmissbrauch verhöhnen, aber gleichzeitig die Todesstrafe für Kinderschänder fordern. So etwas rennt mit einem Realschulabschluss durch Deutschland und genießt Wohlstand, ..."

Zitat aus der Praxis

310. Beruf vom Papst

„Was ist der Papst eigentlich von Beruf?"

Zitat aus der Praxis

311. Meinungsfreiheit

"Wie nennt man einen gruppendynamischen Prozess, der lediglich der Giftlegerei dient? Meinungsfreiheit ?"

Zitat aus der Praxis

312. denglisch

A: "Ei zink, ei speider"

B: "Was ?"

A: "Zu deutsch: Ich glaube, ich spinne, ..."

B: "[3 Min Grillenzirpen]"

Zitat aus der Praxis

313. Freundlichkeit

"Darf man in Deutschland eigentlich auch mal nur freundlich sein, ohne dass ein paranoider Spinner Gift legt und einem sonst etwas unterstellt?"

Zitat aus der Praxis

314. Hoffnungslos

"Wenn in einer Partnerschaft Hoffnung zur Sucht wird und man in die Sklavenhaltung verfällt, ..."

Zitat aus der Praxis

315. Systemfolger

"Wenn man ein anständiger Systemfolger Ist, kann man wohl in Deutschland alles werden, oder?"

Zitat aus der Praxis

316. Fußball

"Als wenn ich über Fußball heulen müsste. ich denke, wir haben hier ganz andere Probleme, ... 🤪😠😬"

Zitat aus der Praxis

317. Bayern

"Manchmal frage ich mich, warum Deutschland nach dem Krieg ausgerechnet Schlesien abgeben musste und nicht zum Beispiel Bayern, …"

Zitat aus der Praxis

318. Kinderwunsch

"Der Kinderwunsch bestimmter Personen, sei vielleicht doch mal psychoanalytisch aufzuarbeiten, insbesondere bei Betrachtung der emotionalen Intelligenz des Nachwuchses, …"

319. Sklavenspiel

„Warum muss ich den Sklaven und Ernährer für eine Frau spielen, die es nicht auf die Reihe bekommt, ihre krankhaften Triebe zu kontrollieren; ein Kind bekommt, damit sie Beachtung bekommt, aber männliche Geschlechtsteile eklig findet ... ?"

Zitat aus der Praxis

320. Rechtspositivismus

"Ist Rechtspositivismus das vornehme Wort für Kopfnicken und Ja sagen ?"

Zitat aus der Praxis

321. Angst vor Sympathie

"Ich finde ja, dass man sich in Deutschland auch mal sagen muss, dass man sich mag, ohne dass jemand etwas schlechtes dahinter vermutet, oder Paranoia bekommt."

Zitat aus der Praxis

322. Heidegger

"Es gibt Menschen unter uns, die in ihrem Leben nie etwas von Heidegger gehört haben, aber besser sind wie er selbst, ..."

Zitat aus der Praxis

323. Amateurfunk

„Ca. 90 % der deutschen dürfen nicht funken, ... 😟 Schreibt Euch nicht ab, macht Amateurfunk ... "

Zitat aus der Praxis

324. Die Kunst bei Twitter

"Ich halte es für meine künstlerische Freiheit, aus dem etwas zu modulieren, was mir geboten wird, auch wenn es ironisch ist, oder vielleicht gerade Deshalb ?"

Zitat aus der Praxis

325. lächerlich...

"Und dieses Würstchen von Berufsdenunziant, wollte bei mir doch tatsächlich die Moralpolizei spielen, ... wie lächerlich !"

Zitat aus der Praxis

326. Obst für Egoisten

"Für wen kauft ein Egoist Obst?"

"Pfirsich, ..."

327. "Pupsburger Augenkiste"

Die Dinger sind so geil, ... ich hau mich so weg ...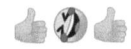

328. Kennen, um sich nicht zu Kennen

"Es gibt Menschen, die nehme ich nur wahr, um zu wissen, dass ich nichts mit ihnen zu tun haben will, ..."

Zitat aus der Praxis

329. Interessen

"Ich hätte 2 interessen,
erstens Schlafen,
zweitens Fressen, ..."

Zitat von Reinhard Mey

330. Verzeihen oder abgrenzen

"Verzeihen ??? Mit deutlichem Mittelfinger, meinetwegen. Abgrenzen ist effektiver !"

Zitat aus der Praxis

331. Up-Town Girl

„Meine Putzfrau ist ein "Up-Town Girl", die macht immer den Kühlschrank aus, ... 😜😜😜 "

Ich finde Wortspiele so geil 👍😉👍

332. Geist der Stasi

Ich bin echt erstaunt, dass sich der Geist der "StaSi" bei einigen Leuten immer noch erhalten blieb. Man erfreut sich doch tatsächlich einem lächerlichen Voyorismus in der Anonymität des Internets 😷😷😷. Wie krank ist das bitte ?

Zitat aus der Praxis

333. Dachschaden

„Je größer der Dachschaden, desto besser der Blick auf Sterne, ... 😇😇😇 "

Zitat aus der Praxis

334. faul, oder demotiviert

"Menschen sind übrigens erst dann faul, wenn sie tot sind und verwesen, wenn das Bewusstsein nicht entwickelt wurde sich zu beschäftigen, heißt das demotiviert."

Zitat aus der Praxis

335. Menschen erreichen...

"Freundlichkeit zählt gar nichts. Bist Du kein Schwiegersohntyp, mit Zeugungskraft, Geld, Narzissmus und Eckkneipenintelligenz, wirst Du keine Chancen haben, ..."

Zitat aus der Praxis

336. Explosion

"Hass und Zorn entsteht immer auch durch Ausgrenzung ! Wenn Deine Mühen, Deine Emphatie und Deine Freundlichkeit ignoriert werden und Du geghostet wirst, sprengt es alle Ketten und Du wirst zur Bombe, ..."

Zitat aus der Praxis

337. Versorger

"Wie Frauen bösartig werden können, wenn der avisierter Versorger für Ihre gewünschte, oder vorhandene Brut nicht andocken will, .."

Zitat aus der Praxis

338. Krieg ?

"Hat denn jetzt eigentlich auch mal langsam der letzte Egomane verstanden, dass wir Krieg in Europa haben und das es uns alle etwas angeht ?"

Zitat aus der Praxis

339. Gewalt & Zynismus

"Dummheit braucht Gewalt und Intelligenz wird zynisch, …"

Zitat aus der Praxis

340. Lernen als Schutzraum

"Immer wenn ihr mich gedemütigt, denunziert und gequält habt, habe ich gelernt. Das war mein Schutzraum und es ist meine Waffe."

Zitat aus der Praxis

341. Geld

"Das Geld muss aus dem Fenster, damit es durch die Tür wieder reinkommt."

Zitat: Karl Lagerfeld

342. sterbe doof

"Du musst nicht alles wissen und verstehen, um Gottes Willen, das tut ja auch weh im Kopf, wenn man denken muss. Wir sind hier in Deutschland, Du hast die Chance doof zu sterben, wenn Du narzisstisch genug bist, …"

Zitat aus der Praxis

343. Wissensadaption, einmal oberflächlich

"Erst jemanden für eine These, eine Haltung, oder auch ein Fachwissen auslachen und wenn man es endlich verstanden hat, wird der Scham damit abgespalten, das man es als seine Idee verkauft.

Wie billig, …"

Zitat aus der Praxis

344. gruppendynamische Projektion

"... und interessant war, selbst für mich als Neurowissenschaftler die Beobachtung, dass es Menschen gibt, die affektiv und gruppendynamisch, jemand anderem das Wort im Mund herumdrehen können, sodass er/sie damit zum Gespött wurde."

Zitat aus der Praxis

345. Glaube und Wissen

"Gibt es eigentlich noch Leute, denen der Unterschied zwischen Glaube und Wissen bewusst ist ? ich stehe jedes Mal in einer Symbiose zwischen Lachen, Kotzen und Maulschellen verteilen, wenn ich den Brei lese, der aus diesem Unwissen entsteht."

Zitat aus der Praxis

346. tiefsinnig

"... und wenn die Tiefsinnigkeit so weh tut, dann kann man natürlich auch oberflächlich und doof bleiben. schöner wäre es nur, wenn man dann auch leise ist, ..."

Zitat aus der Praxis

347. Kinder

"Ihr wolltet Kinder, nun habt ihr Kinder, also regt euch nicht darüber auf, wenn sie Geräusche des Lebens machen, ..."

Zitat aus der Praxis

348. Angebote

"Großzügige Angebote sind manchmal verzweifelte Angebote. Es liegt an jedem selbst dies auszunutzen, oder abzulehnen.

Zitat: Kerstin Raab

349. Leben und Tod

"Nach dem Leben ist vor dem Leben. Also was ist Tod?"

Zitat aus der Praxis

349a Respekt und Wahrheit

„Den Lebenden schuldet man Respekt und den Toten die Wahrheit."

Zitat: Voltaire

351. Materialisten undercover

"Von wegen "Äußerlichkeiten wären egal und nur die Liebe zählt". ich kriege Speichelfluss, wenn ich bemerke, wie ausgerechnet diese Schießbudenfiguren, die das behaupten, in Wirklichkeit Materialisten undercover sind, ..."

Zitat aus der Praxis

352. Berufsverschweiger

"An alle Berufsverschweiger mit rosaroter Brille: Wenn ihr Kritik, Wahrheit, oder die böse Welt nicht ertragen könnt, dann trennt sich hier der Spreu vom Weizen. Ich sage, was ich sehe und ich gehe meinen Weg, während euch in eurer Haribo-Blase alleine rumheult, ..."

Zitat aus der Praxis

353. müssen und nicht wollen

"... und das kommt dabei raus, wenn man arbeiten muss und vielleicht nicht will, weil der emotionale Bezug nicht vorhanden ist, ..."

354. grüne AfD

"Stellt Euch vor, wir wachen morgen auf und sämtliche AfD Sympathisanten und Mitglieder sind grün. Keiner weiß warum und keiner weiß woher. Was könnte die Möglichkeit sein, um die normale Hautfarbe wiederzubekommen ?"

Zitat aus der Praxis

355. der Narzisst der ist gut meint

"Der Narzisst meint es gut, ja? Natürlich und morgen heiratet Adolf Hitler Mutter Teresa, oder wie?"

Zitat aus der Praxis

356. Cinderellakomplex

"Mich erschleicht immer wieder mehr das Gefühl, das u.a. bedingt durch die Wirtschaftskrise in Europa, der "Cinderella Komplex" immer mehr greift. Sind dann aber die Nutznießer wirklich Prinzen und keine machtgierigen Narzissten ?"

Zitat aus der Praxis

357. Hackfresse versus Freundlichkeit

"Was ist das eigentlich für ein Phänomen, wenn die Menschen immer so eine hässliche Hackfresse ziehen, sobald sie ein paar freundliche Worte abbekommen?"

Zitat aus der Praxis

358. Freund oder Schachfigur

"A: "warum bist Du denn nicht zur Beerdigung deines ältesten Freundes gegangen?"

B: "meinst Du wirklich er hätte es gemocht, wenn seine beste Schachfigur auch dabei gewesen wäre?""

Zitat aus der Praxis

359. Halloween ablehnen

Warum muss man eigentlich zu Halloween ankündigen, dass man keine "Haustürgeschäfte" möchte? Umgekehrt wäre es m.E. gerechter. Ein Kürbis vor die Tür legen und alles ist klar. Im Internet geht es doch auch so, ... 🤨

360. ewig gestrig

"ewig gestrig, oder zumindest naiv, sind die, die nach zwei Weltkriegen und nach Aufblühen einer neuen Rechten, immer noch glauben, man könnte mit deutschen Imperialisten Frieden machen."

Zitat aus der Praxis

361. Berufsinuzianten

"Einen Gitarristen in die Saiten fassen und dann behaupten, er kann ja nicht spielen, steht auf derselben Stufe wie einem Koch in die Suppe spucken und dann sagen, es schmeckt nicht, …

narzisstische Berufsdenunzianten halt."

Zitat aus der Praxis

362. community

„wusstet ihr eigentlich, dass man Orte wie Twitter als „Community" bezeichnet?"

Zitat aus der Praxis

363 Echoisten huldigen

"Was sagt der Narzisst am Ende seines Lebens?

" ... und dem Echoisten sei gehuldigt.""

Zitat aus der Praxis

364. ins Wort fallen

""Du hast ja nichts auf die Reihe bekommen", sagt sich immer dann am leichtesten, wenn man andere Leute aus narzisstischer Eigenliebe nicht zu Wort kommen lässt."

Zitat aus der Praxis

365. Desinteresse oder Toleranz

"Klar, wenn ein etwas scheißegal ist, kann man auch so tun als wenn es Toleranz ist,.. was für eine Heuchelei? 😂😂😂."

ein guter Kern ist nicht zerstörbar? es gibt Grenzen

Zitat aus der Praxis

366. was ich so brauche

" ... und es macht immer wieder einen Heidenspaß zuzuhören, wenn mir andere Leute erklären wollen was ich brauche und vor allen Dingen, was ich nicht brauche."

Zitat aus der Praxis

367. die Veränderung

"wenn sich Männer mit 30 auf einmal die Haare abschneiden, Ihr Motorrad verkaufen und vom Freiheitskämpfer zum Sklaven eines Schwangerschaftsbehälters werden, …"

Zitat aus der Praxis

368. Die kleinen süßen Monchichies

„Wenn kleine, süß grinsende, mit Dackelaugen aufsetzende Monchichies Deine Person daran messen, was Du an Geld nach Hause bringen könntest, wie man sich an Dir hochziehen kann, wie stark Deine Manneskraft ist, um Dich später als Versorger und Besamer zu benutzen, dann solltest Du nicht an Charles Darwin denken, der erklärte, dass das, was das Leben nicht braucht, eh ausgesondert wird.

Deine Loyalität, Deine Liebe, Dein emotionaler Verstand, ist nichts weiter Wert als ein Kaugummi, den man irgendwann wieder ausspuckt, wenn er nicht mehr schmeckt und hart wird."

Zitat aus der Praxis

369. Freunde sind Glück

"Freunde sind Glück ! Das hat nichts mehr mit Verstand, oder emotionaler Intelligenz zu tun. Du kannst der beste Mensch der Welt sein und Dir Mühe geben wie Du willst. Trotzdem kannst Du ständig auf die Fresse bekommen, ..."

Zitat für einen wunderbaren Menschen

370. Supermarkt

„Es gibt in unserem Land Menschen, die der Meinung sind, das Leben ist ein Supermarkt in dem man alles umsonst bekommt und andere Menschen kann man sich hinstellen wie die Schachfiguren.

Meinetwegen, aber dass Geschmeiß gehört nicht in mein Leben !"

Zitat aus der Praxis

371. Blind

"Wir werten die Menschen nach Ihren Inselintelligenzen und sind blind für den Dreck den sie verschleudern und für die Schläge die sie bewusst, oder unbewusst verteilen."

Zitat aus der Praxis

372. Das Ding mit der Lüge

„Eine Lüge muss nur oft genug wiederholt werden. Dann wird sie geglaubt." Sagte einst ein Herr J. Goebbels. Ich bin erstaunt, wie sich dieses Format soziogenetisch bis heute gehalten hat …

Zitat aus der Praxis

372a. Doof ja, hässlich nein

„Doof kann man sein, Hauptsache aber nicht hässlich. Was auch immer das sein soll, es lässt Rückschlüsse zu, …"

Zitat aus der Praxis

373. Alles eine Hülle

"Meine Philosophie lautet: Was die Leute über mich sagen, geht mich nichts an. Ich bin was ich bin und mache was ich tue. Ich erwarte nichts und akzeptiere alles. Und das macht das Leben einfacher.

Wir leben in einer Welt, in der Beerdigungen wichtiger sind als der Verstorbene, die Ehe wichtiger ist als Liebe, das Aussehen wichtiger als die Seele. Wir leben in einer Verpackungskultur, die Inhalte verachtet."

Zitat: Sir Anthony Hopkins

374. Selbstzweifel und Selbstvertrauen

„Das Problem der Welt ist, dass die intelligenten Menschen so voller Selbstzweifel und die Dummen so voller Selbstvertrauen sind."

Zitat: Charles Bukowski

375. Ihr hasst mich ?

„So so, Ihr hasst mich also für das was ich bin. Damit werde ich dann leben. Ich frage mich nur, wie würdet Ihr die Menschen hassen, die mich so geformt haben, wie ich bin, wenn Ihr sie dann kennen würdet ? Die, die mir ins Gesicht geschlagen haben, als ich Angst hatte. Die, die mich verspottet haben, als ich traurig war. Die, die mich beschimpft und geschlagen haben, als ich fröhlich war. Die Kinderschänder, die Narzissten, die zur Tarnung immer schön Arbeiten gegangen sind und ich dickes Auto hatten. Die bei der Bank gearbeitet haben und Ihren Urlaub auf Schiggibizza genießen duften. Die Nazidiva, die Ihren Mann und Ihre Kinder verraten und verkauft hat und sich darin noch glänzend als Opfer verkauft hat, … Die Nachbarn und die Leute aus dem sozialen Umfeld, die weggeschaut haben um Ihr „hach-so-empfindliches" Schamgefühl schützen mussten. Der emotional kastrierte Dorflehrer, der Kinder noch mit der Faust ins Gesicht geschlagen hat, aber der halt der Lehrer war und damit ja immer Recht hatte. Wollt Ihr auch so sein, wie diese Menschen ? Sind die Eure Vorbilder, weil sie es ja im Leben zu etwas gebracht haben ?"

Zitat aus der Praxis

376. Krieg

Warum zankt Ihr Euch eigentlich ? Wir werden doch sowieso alle mal sterben. Früher, oder später.

Zitat aus der Praxis

377. Undank in unserem Vaterland

"ich habe langsam die Schnauze voll, von diesen paranoiden und alexithymiekranken Vollidioten, die nicht verstehen können, dass es Menschen gibt, die einfach mal selbstlos gut sein wollen.

Von wegen "was man sieht wird man ernten". Das kann zwar partiell bei 0,3% der Bevölkerung noch stimmen, im Gros sind hier, nach meiner Wahrnehmung, nur noch Dämonen unterwegs, die darauf lauern, alles was annähernd gut sein könnte, kaputt zu machen.

Ist es eigentlich noch möglich, dass man jemand grüßt, freundlich einen schönen Tag wünscht und dahinter nichts Böses vermutet wird ?

Muss man eigentlich immer damit rechnen, dass einem die Hand abgerissen wird, wenn man sie freundlich jemand reicht, der in der Tinte sitzt ?

Einem Menschen das Leben retten und dafür seine Existenz verlieren, harter Tobak, muss man durch. Das ist aber noch nicht alles und das kann noch getoppt werden: Man wird sogar noch für seine „Dämlichkeit" beschimpft und bekommt von Nirgendwo einen Zuspruch, geschweige denn Unterstützung und Hilfe, im Gegenteil.

Es war für mich immer selbstverständlich und auch wichtig, dass ich Menschen die in Not sind, oder auch aus Kriegsgebieten kommen, stets zugewandt bin und ihnen auch, soweit ich es kann, eine Hilfe zukommen lasse, oder zumindest anbiete und ich werde mich auch weiterhin in meiner Haltung nicht verbiegen lassen, aber es kocht und ich sage deutlich, hier muss sich was ändern.

Ich bin in Eurer Wettbewerbs"gesell"schaft weder Hase noch Igel, ich bin Zuschauer, …"

Zitat aus der Praxis

378. Muttertag

Warum muss man einer Mutter einen Orden um den Hals hängen und sie als Heldin feiern, nur weil sie Ihre Kinder liebt ? Ist es nicht eher was ganz natürliches und sollte entsprechend seiner Normalität gewertet werden ?

Ich finde, wir sollten eher an die Opfer denken, die von Ihren Müttern gequält, missbraucht und verstoßen werden.

Schlusswort

„… ich wünsche Euch noch einen schönen Tag und falls Ihr mich noch suchen solltet, findet Ihr mich immer auf der Sachebene …"

Der Wolf

Widmung

Vielen lieben Dank geht an meinen Advokaten, den Herrn G. Tietge aus Wahlstedt, an meinem Hausarzt und Freund HW Gerwin, Rainer und Astrid, an die liebe Katrin „Kaleidoskop" B. aus dem bergischen, an meine liebe, „kleine" Gitti „GTi" F., die leider viel zu sehr südlich ist, Kristina M., meine großartige Muse, Venora Valyria, Dr. Elo von Grabenstein, Stefano QQ., Frank L. aus St.Aaken, Randy Tylor aus Spandau, Olli J., Lukas B. und seine Mutter, Leo und Benny L, Familie Kostyra aus Leezen, Märrie aus Münschn, den Landvoigt, meine Amateurfunkfreunde, an alle meine lieben Schüler und Klienten und natürlich alle die hier nicht genannt werden konnten.

Ich widme dieses Buch im Besonderen den Menschen, die zu oft als letztes an der Reihe sind, die man ausgegrenzt hat und die nichts haben, außer sich selbst.

Ich widme dieses Buch auch denen wenigen und guten Menschen, die für die da sind, die man ausgegrenzt hat und am Rande der Gesellschaft stehen.

Last not least auch an die Freunde, die meinen, „das Buch wäre nicht Ihr Geschmack, ..."

Ihr seit alle so besonders, denn Ihr habt mich inspiriert und damit gestärkt :-)